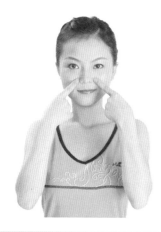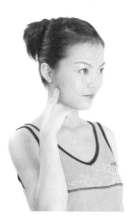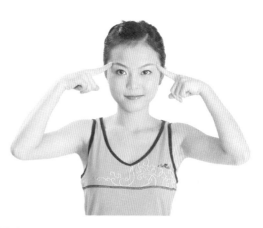

面诊治病

主　编	侯中伟	李柳骥
副主编	李　姣	李红岩
编委	张芳芳	姜文睿
	魏江易	农贵宇

一学就会

PIANZHENZHIBING

U0273133

中国中医药出版社

·北 京·

图书在版编目（CIP）数据

面诊治病一学就会 / 侯中伟，李柳骥主编.—北京：中国中医
药出版社，2016.4

（家庭保健自疗全书最新彩图版）

ISBN 978-7-5132-3158-9

Ⅰ.①面… Ⅱ.①侯… ②李… Ⅲ.①望诊（中医）—图解
Ⅳ.① R241.2-64

中国版本图书馆 CIP 数据核字（2016）第 013325 号

中 国 中 医 药 出 版 社 出 版

北京市朝阳区北三环东路 28 号易亨大厦 16 层

邮政编码　100013

传真　010 64405750

北京瑞禾彩色印刷有限公司印刷

各地新华书店经销

*

开本 787×1092　1/16　印张 8.5　字数 139 千字

2016 年 4 月第 1 版　2016 年 4 月第 1 次印刷

书号　ISBN 978-7-5132-3158-9

*

定价　45.00 元

网址　www.cptcm.com

社长热线　010 64405720

购书热线　010 64065415　010 64065413

微信服务号　zgzyycbs

书店网址　csln.net/qksd/

官方微博　http://e.weibo.com/cptcm

淘宝天猫网址　http://zgzyycbs.tmall.com

出版说明

　　保健在中国有着悠久的历史，早在春秋战国时期的中医学经典著作《黄帝内经》中就全面地总结了先秦时期的养生经验，明确提出"圣人不治已病治未病"的养生观点。数千年来，历代的中医药学家和养生学家不断地积累和总结流传于民间的养生保健经验，形成了很多有效的传统养生保健方法，比如按摩、艾灸、拔罐、耳穴疗法、食疗、针灸、五禽戏、太极拳等。除针灸外，其他方法大多普通老百姓可以自行操作。经常使用这些简便易行的方法，对养生保健、强身健体、预防疾病有特殊的疗效。

　　为此，我们策划了这套《家庭保健自疗全书最新彩图版》丛书，分为《轻松按摩 一学就会》《轻松艾灸 一学就会》《轻松拔罐 一学就会》《耳穴治病 一学就会》《面诊治病 一学就会》，共5个分册。本套书全部选用彩色穴位图讲解，语言深入浅出，内容权威实用，从专业角度对中医传统治疗方法（如艾灸、拔罐、按摩等）进行了介绍，以简单易懂的语言讲述常见病症的保健和自疗法及操作技巧，更有日常生活中强身健体的贴心提示。

　　父母年事已高，做点什么能够益寿延年？儿女活泼可爱，怎么做才能健壮成长？你的他（她）每日操劳，做点什么能够对抗衰老？自己辛苦工作，怎么做才能减压防病？健康人怎么保健更合理？小毛病怎么自我调养好得快？在这套书里都能找到答案。

　　一书在手，让你远离疾病，健康常伴！

出版者

2016 年 1 月

CONTENTS | 目 录 ▶▶▶

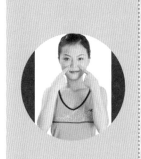

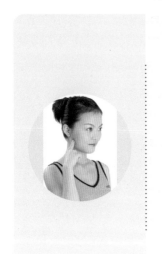

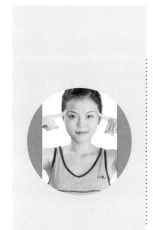

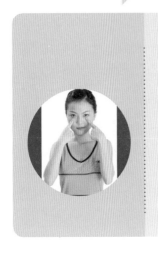

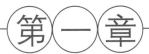

面诊必修课

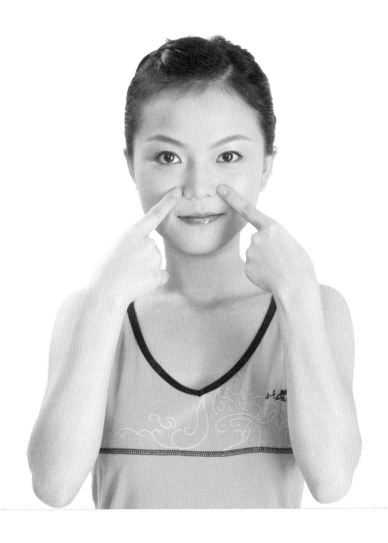

现代社会，人们生活节奏加快，压力逐渐增大，环境污染日益严重，不论是老年、中年、青年还是少年儿童，都面临着一些不容忽视的健康问题。随着生活水平的逐渐提高，越来越多的儿童加入超重甚至肥胖者的大军，若干年后，当他们长大成人，很可能就成为高血脂、脂肪肝、动脉硬化、冠心病、脑血管病患者。再来看看我们社会的顶梁柱——青壮年吧，他们长期工作紧张，作息没有规律，缺乏锻炼，身体和心理承受着巨大的压力，身体素质持续下降，导致一些疾病的发病年龄大大提前，像高血压、心脏病、痛风、肿瘤这样的老年人多发病在中青年群体中已经是屡见不鲜了。随着年龄的增长，老年人各个器官的功能出现衰退是不可避免的自然规律，免疫力下降造成了人体抵抗疾病的能力减退，令人担心的是老年人生病早期症状表现往往不明显，但是疾病一旦蔓延就会严重影响各个重要器官，病情恶化非常迅速，此时再治疗就为时已晚。所以，无论什么年龄的人，都应该有非常强的自我保健意识。俗话说："疾病欲来神色变。"人的身体从健康到亚健康到生病，大部分情况下是循序渐进、有迹可循的，在发病前都会出现一些征兆，尤其是面部神色方面的变化。很多疾病，都会在人的面部相应部位出现特定的表现，根据这些特定表现进行疾病诊断的方法，就称为面诊。面诊是中医学里一个非常有特色而且有效的诊断方法，中医古话说"望而知之谓之神"，对面诊的重视由此可见一斑。假如我们掌握一些基本的中医面诊知识，就可以初步了解自己和家人、朋友的健康情况，由此采取相应的预防措施，或者及时去看医生，这样就能做到"防患于未然"。无论对自己还是对他人，都是件非常有益的事情。

下面，就让我们一起先对面诊有个简单的了解吧。

面诊的起源

大家都知道中医学诊断疾病的主要方法是"四诊"，也就是望、闻、问、切四种方法，其中望诊排在第一位。我们这本书里讲的"面诊"，就属于望诊的一种，而且是非常重要的一种。这种方法简便易行，不需要使用任何现代设备，也很少有条件限制，更不会产生医源性疾病，它曾受到人们的广泛重视，对某些疾病的鉴别诊断或早期诊断具有重要意义。

人的视觉在认识客观事物过程中，起着十分重要的作用，尤其在古代，科学技术很不发达，"耳听为虚，眼见为实"，人的眼睛是最可信赖的诊断"仪器"，它给我们提供最直接的疾病表现，而人的面部，又是我们在接触一个人的时候能够看得到并且最先注意的部位，所以面诊在望诊之中最为重要。

远古时期，相传在轩辕黄帝时代，有一个医生，名叫马师皇，他擅长治疗兽病。据《马仙传·师皇》记载："……有龙下，向之垂耳张口。师皇曰：'此龙有病，知我能已久也。'乃针其唇下及口中，以甘草汤饮之而愈。"这虽然是一个神话传说，但也反映出当时的人们已经能够通过观察体表的征象来认识一些常见疾病了。

到了殷商时代，那时的人们对疾病有了进一步的认识。从河南安阳出土的甲骨文里面，我们可以看到许多关于疾病名称的记载，如"疾目"，也就是眼睛有病（包括眼部的各种疾病），其他像疾口、疾首、疾耳、疾鼻、疾舌、疾齿等等，大多是通过对疾病外在表现的观察所下的诊断。

商代灭亡，周朝兴起，中国古代的文明有了进一步发展，医学方面也有了更为先进的认识，如《周礼·天官·疾医》记载："以五气、五声、五色视其死生，两之以九窍之变，参之以九脏之动。"意思是说，通过观察人体的气色和听声音，结合五脏九窍的形态变化，来分析判断疾病的发展情况。从这个文献记载看来，面诊在中国有着非常悠久的历史。中医认为人体是一个统一的整体，五脏六腑、四肢百骸、五官九窍各有不同的功能，但相互间通过经络又有着千丝万缕的联系。2000年前，《黄帝内经》中就指出人体"十二经脉，三百六十五络，其血气皆上于面而走空窍"，说明面部是诸多经脉的汇聚之处，而经络又将头面与全身的脏腑器官、肢体关节、五官九窍联系起来。根据五行学说，人体五脏在面部都有对应的器官和部位，如"肾主骨，其华在发，开窍于耳"，毛发和耳朵就好像肾在人体面部的发言人，毛发和双耳的荣枯润燥色泽等就反映了人肾脏功能的盛衰。可以说，头面部是人体脏腑气血盛衰的"晴雨表"。另外，由于面部的血脉丰盛，皮肤薄嫩，人体内的气血盛衰与脏腑功能的好坏最容易通过面部相应部位的变化显露出来，因此，我们可以通过观察人体面部的各种情况，来了解人体健康状况。

最早的面诊著作

　　我国现存最早、理论最系统的面诊著作应当算是《黄帝内经》了，这部书大约形成于战国至秦汉时期，是历代许多不知名的医家的经验汇总，也是中医学的奠基性著作。《黄帝内经》中非常强调"望神"，"神"就是老百姓经常说的"精气神"的那个"神"，它是指"整个人体生命活动和精神活动的外在表现"，因此望神可以了解五脏精气的盛衰。在《黄帝内经》中就已经认为，人体的五脏六腑和身体的各个部位都在颜面部有着相应的对应区域，如《灵枢·五色》（《黄帝内经》分为《素问》和《灵枢》两部分，每部各九九八十一篇）说："庭者，首面也；阙上者，咽喉也；阙中者，肺也；下极者，心也；直下者，肝也；肝左者，胆也；下者，脾也；方上者，胃也；中央者，大肠也；挟大肠者，肾也；当肾者，脐也……此五脏六腑肢节之部也。"这段话描述了五脏六腑在面部各自的对应位置，成为后来中医面诊所遵循的基本原则之一。再如《素问·刺热》中提到："肝热病者，左颊先赤；心热病者，颜先赤；脾热病者，鼻先赤；肺热病者，右颊先赤；肾热病者，颐先赤。"这提示一旦脏腑有问题，会在面部有所反映。

　　另外，《黄帝内经》有关色诊的论述也十分丰富，如《素问·五脏生成》中指出，色诊有"五生色""五死色"，即"色见青如草兹者死，黄如枳实者死，黑如炱者死，赤如衃血者死，白如枯骨者死，此五色之见死也；青如翠羽者生，赤如鸡冠者生，黄如蟹腹者生，白如豕膏者生，黑如乌羽者生，此五色之见生也。"说明观察面色的光泽和晦暗是色诊的关键。在《黄帝内经》色诊理论的基础上，后世的很多医家又不断进行发展和完善，逐步形成了山根色诊、目色诊、鼻色诊、颜面色诊、耳色诊、唇色诊等多种局部色诊的方法，并且广泛运用于临床各科，近代还开展了面部色诊的实验研究。

最早的面诊大师

　　古代很多名医都精于面诊，历代严谨的史书中都提到了他们的这样一些事迹，可见并非虚构。比如中国人家喻户晓的扁鹊，司马迁在《史记》里就专门为他写了一篇传记，其中记载了扁鹊与齐桓侯的故事：当时扁鹊周游列国行医，来到了齐国境内。齐桓侯宴请扁鹊，扁鹊见到了桓侯，见他面色不好，就说："在您的皮肤间有点小病，不医治的话，恐怕要加重了。"齐桓侯对自己的身体很自信，认为自己非常强壮，于是就说："我没有病。"扁鹊走后，齐桓侯说："医生总是这样，喜欢给没病的人治病，以此来作为自己的功劳！"过了 10 天扁鹊又去觐见，见到齐桓侯说："您的病已经到了肌肉里，不医治的话，会更加严重的。"齐桓侯没理睬他。扁鹊走后，齐桓侯非常不高兴。过了 10 天，扁鹊再去进见时对齐桓侯："您的病已经到了肠胃中，不医治的话，会更加深入下去。"齐桓侯还是没有理睬。过了 10 天，扁鹊远远望见桓侯，转身就跑。齐桓侯很奇怪，特地派人去问他。扁鹊说："病在表皮，用热水熨、用药物热敷能够治疗；病在肌肉里，用针灸砭石能够治疗；病在肠胃里，用汤药能够治疗；病到了骨髓里，那就是主管生命的神的事了，医生是没有办法的。现在他的病已经到了骨髓里，我无能为力了。"果然，没过几天，齐桓侯就浑身疼痛。他派人寻找扁鹊，扁鹊已经逃到秦国去了。不久之后，齐桓侯就死去了。

　　当然，很多人认为扁鹊并不是一个真实历史人物，司马迁的记载多少带有些神话传说或者寓言的意味，那么我们还可以看看晋代皇甫谧在《针灸甲乙经》里所记载的张仲景的面诊故事：东汉建安年间有一位很有名的诗人，是"建安七子"之一，与曹植并称，名叫王粲（字仲宣），与张仲景有较深的交往。张仲景与他接触几次后，就看出他身上潜伏着一种名叫"疠疾"（麻风病）的病。张仲景对他说："你身上有一种病，得早点医治，要不然到 40 岁时会眉毛脱落，眉毛脱落后半年，就会死去。现在服五石汤，还可以挽救。"可是王粲听了很不高兴，认为自己文雅、高贵，身体又没什么不舒服，就没有听他的话，更不吃药。过了几天，张仲景又见到王粲，问他："你吃药了吗？"王粲骗他说："已经吃了。"张仲景认真观察一下他的神色，摇摇头，严肃地对王粲说："你并没有吃药，你的神色跟过去一样。你为什么讳疾忌医，把自己的生命看得这样轻呢？"但是王粲始终不信张仲景的话，二十年后眉毛果然慢慢地脱落，眉毛脱落后半年就死了。

　　与张仲景齐名的华佗，也是三国时期一位传奇性的名医，《三国志·华佗传》里记载了他的很多医案，其中也不乏面诊实例。家住盐渎的严昕和几个人一起去拜访华佗，刚到华佗家，华佗就对严昕说："您身体好吗？"严昕说："和平常一样啊。"华佗说："您有急病显现在面色上，不要多喝酒。"严昕坐了一会儿，说完话就回去了，走了几里路，严昕突然头昏眼花，从车上掉下来，人们搀扶着他上车，载回家里，半夜就死了。

　　类似的记载在古籍中还有很多，通过这些故事，我们可以看到，古代的名医，很多都是精通面诊的，通过面诊，他们可以诊断疾病、推测预后甚至决人生死，这些故事说明了中医面诊的实用性。

面诊理论的成熟发展

《黄帝内经》为面诊奠定了理论基础，后来的面诊理论又是怎么发展的呢？在三国时期，大家熟知的"神医"华佗也是一位对面诊很有贡献的大师，根据南北朝时期南朝阮孝绪撰写的《七录》记载，华佗写过一本书叫《华佗内事》，《隋书·经籍志》也记载有《华佗观形察色并三部脉经》一书，可惜都失传了。但现在流传的据说是华佗编撰的《中藏经》和《华佗神医秘传》两部书里，都记载有"论察声色形证决死法"这样的内容，里面对五色起止部位、面部和目部色泽，以及发、耳、眉、目、唇、人中、口、齿、舌等部位的色泽、形态均有详细的描述，例如，"黑色，起于耳目鼻上，渐入于口者，死……面无光，牙齿黑者，死……唇反，人中满者，死……"东汉伟大的医学家，被我们尊称为"医圣"的张仲景，在他的著作《伤寒杂病论》中，无论是诊察判断外感疾病还是内伤杂病，都有运用面诊的记载。如："问曰：病人有气色见于面部，愿闻其说。师曰：鼻头色青，腹中痛，苦冷者死。鼻头色微黑者，有水气；色黄者，胸上有寒；色白者，亡血也。设微赤非时者死。其目正圆者痉，不治。又色青为痛，色黑为劳，色赤为风，色黄者便难，色鲜明者有留饮。"另外，张仲景在《伤寒论》中提出出汗过多会引起额头凹陷的不良反应，在《金匮要略》中诊断"面目悉黄"为黄疸的面色特征，指出狐惑病的面色是"乍赤、乍黑、乍白"等，观察非常细致，而且可以用来指导医生临床治疗疾病。

隋代巢元方等人编写的《诸病源候论》是一部专门记载各种疾病的症状表现和发病原因、分析发病机理的著作，书里对面诊的方法和内容都有比较细微的描述。如："解颅者，其状小儿年大，颅应合而不合，头缝开解是也。""小儿囟填……其状囟张，如物填其上，汗出毛发黄而短者是也。""囟陷者，囟陷下不平也。""解颅"大致相当于现代的佝偻，"囟填"似乎指严重感染引起的颅内压增高，"囟陷"主要指的是因严重脱水所致的囟门凹陷。隋唐以后，颅囟诊法又有所发展，逐渐成为中医学小儿诊法的重要组成部分。元代医家曾世荣写的《活幼口议》一书对小儿颅囟的具体表现和临床意义作了系统论述，"凡小儿变蒸之后，其形可知。是以颅囟不合，筋骨柔弱；颅囟青筋，脉虚不荣；颅囟常坑，滑泄便便；颅囟肿起，风痰不止；颅囟久冷，吐利清青；颅囟虚软，癫痫不免；颅囟扁阔，暴泻易脱；颅囟喝长，风作即亡；颅开连额，惊风易得；颅囟未完，怕热怯寒；颅囟缓收，胎气不周；颅囟动数，神气昏弱；颅囟宽大，受疾恐害"。另外，《诸病源候论》记载："若上唇生疮，是虫食五脏，则心烦懊；若下唇生疮，是虫食下部，则肛门烂开。"这是目前为止最早的有关虫病和痔疮在唇部表现的记载。

宋金元时期，面诊经验有了很大的发展，尤其在儿科方面发展非常迅速。儿科又叫"哑科"，因为患儿不能表达或不能准确表达自己的患病感受，所以面诊在儿科的研究与运用就显得非常重要，应用也更加普遍。宋代名医钱乙著《小儿药证直诀》一书，提出必须根据面部和眼部的神色来诊察和区别五脏疾病，书中设有"面上证"和"目内证"对这个问题进行专门讨论，如"面上证"说："左腮为肝，右腮为肺，额上为心，鼻为脾，颏为肾。赤者，热也，随证治之。"这一思想起源于《黄帝内经》，经钱氏整理成为中医学传统的面部分候五脏的原则，是面诊的基础。书里还记载目"赤者，心热"，"浅红者，心虚热"，"青者，肝热"，"黄者，脾热"，"无精光者，肾虚"。这是较早把《黄帝内经》面部五色诊的思想应用到眼部的记录。

明清时期，中医望诊有了更快的发展，面诊受到医生们的普遍关注，在很多综合性医学书籍里，都有专门的篇章讨论面诊。明代的张三锡在《医学六要·四诊法·望法》中，对《黄帝内经》"五色诊"的思想做了进一步的阐释，他指出："《内经》曰：望而知之者，望见其五色，以知其病。肝青象木，肺白象金，心赤肾黑，脾土色黄，一或有病，色必变见于面庭矣。然肺主气，气虚则色白；肾属水，水涸则面黧；青为怒气伤肝；赤为心火炎上；痿黄者内伤脾胃；紫浊者外感客邪……盖有诸中必形诸外，见其表以知其里。眉目一占，肺肝斯见。"张三锡的面部诊法对后世产生了一定的影响，他在《医学六要·四诊法·色脉》中说："面上白点，腹中虫积；面青白、黄色不常，及面上如蟹爪路，一黄一白者，食积；两颧时赤，虚火上炎。"张氏根据"面上如蟹爪路"诊断"食积"，后世发展成据此诊察肺癌和急性肝病。明代王肯堂对五色见于面部的性状和表现的部位也作了详尽的观察和描述，他强调准头、年寿、命宫、法令、人中等部位的气色以明亮有光泽的为吉，晦暗没有光泽的为凶，认为鼻"微黑者水气，黄色者小便难，白色者为气虚，赤色者为肺热，鲜明者有留饮也"。他在"察耳"篇中还指出："凡耳轮红润者，生；或黄、或白、或黑、或青而枯燥者，死。薄而白，薄而黑，皆为肾败。"他还在论面专篇中，全面讨论了面部的经络分布以及颜色光泽变化所主的疾病。王肯堂在目诊中还提出了"八方分位配属法"和根据白睛上的丝脉变化来推测疾病的方法，对目诊的发展作出了重要的贡献。

明清时期望诊发展的一个重要标志就是望诊全书的问世，这一时期的望诊全书，具有较大影响力的主要是清代汪宏的《望诊遵经》。《望诊遵经》搜集了历代有关望诊的资料，从面目五官及身体其他各部位的形态色泽变化中，辨别疾病的阴阳、表里、寒热、虚实和病情的顺逆，从而可以准确地指导临床治疗。汪宏在书中把前人望气色的经验总结成10种方法，他说："大凡望诊，先分部位，后观气色。欲识五色之精微，当知十法之纲领。十法者，浮沉清浊微甚散抟泽夭是也。何谓浮沉？色显于皮肤间者，谓之浮；隐于皮肤内者，谓之沉。浮者，病在表；沉者，病在里……何谓清浊？清者清明，其色舒也；浊者浊暗，其色惨也。清者病在阳，浊者病在阴……何谓微甚？色浅淡者谓之微，色深浓者谓之甚。微者正气虚，甚者邪气实……何谓散抟？散者疏离，其色开也；抟者壅滞，其色闭也。散者病近将解，抟者病久渐聚……何谓泽夭？气色滋润谓之泽，气色枯槁谓之夭。"运用这10种方法，可以判断出疾病的不同状态，一直到今天都在面诊的实践中发挥着重要作用。汪宏对望诊的贡献主要有两个：一是总结了望诊的要领、原则和方法，他主张"诊法常以平旦""望色常宜定静""色以润泽为本"，提出了"相气十法"；二是丰富了望诊的内容。汪宏在《望诊遵经》的下卷里介绍的望诊内容包括眼、舌、口、唇、齿、鼻、耳、眉、须、发、头、面、皮肤、毫毛等达30多项，从涉及内容的广泛性和论述疾病的详细程度上来讲，都是前所未有的，称得上是古代面诊的集大成之作。

　　近现代以来，尤其是1949年之后，伴随着中医事业的蓬勃发展，面诊及其相关诊法得到了迅速发展，整理、总结、出版了一大批中医诊断方面的古代书籍，其中就包含了很多面诊的内容，各种现代的面诊专著、论文也不断涌现，这里面既有严肃的学术专著，也有通俗的科普书籍，为不同类型的读者提供了不同口味的"营养餐"。

常见面诊穴区

首面区：位于额正中点。主治输尿管结石、肾积水、排尿困难和毒血症等。

肺区：两眉内端连线中点。主治感冒、咳嗽、哮喘等呼吸道疾病。

咽喉区：位于首面区、肺区连线中点。主治咽喉肿痛、扁桃体炎、咳嗽等。

心区：位于鼻梁上，两侧内眼角连线中点。主治心脏疾患、心绞痛、心肌缺血等。

肝区：在心区之下，两颧之间，鼻骨与鼻软骨交界处。主治黄疸、眩晕、胁痛、胆囊炎等。

脾区：位于鼻尖处。主治食少、纳呆、泄泻、水肿、痰饮等。

膀胱区、子宫区：在人中沟中点。主治痛经、闭经、月经不调、癃闭、淋证等。

胆区（双）：在肝区两旁。主治黄疸、胁痛、胆囊炎、恶心、呕吐、失眠等。

胃区（双）：在脾区两旁，胆区之下，正当鼻翼中央处。主治胃痛、呃逆、呕吐等。

膺乳区（双）：位于心区与内眼角连线的中点。主治乳汁缺少、乳腺增生、胸闷等。

小肠区（双）：在胆区、胃区连线中点的外方，眶孔直下。主治泄泻、淋证等。

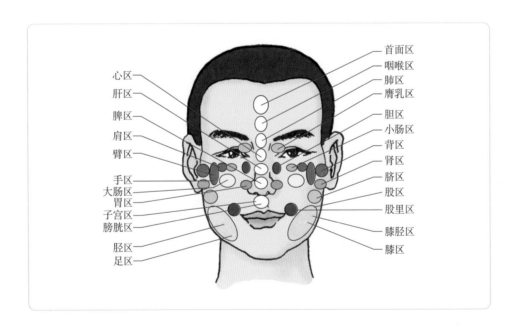

大肠区（双）：在外眼角直下方，颧骨下缘。主治便秘、腹痛、腹泻、痔疮、痢疾等。

肾区（双）：在大肠区外方的脸颊部位。主治肾虚诸症以及尿痛、少尿、阳痿等。

脐区（双）：位于肾区下 3 分处。主治腹痛、泄泻等。

背区（双）：颊部中央外后方 1 寸处。主治腰痛、颈背痛等。

肩区（双）：外眼角直下方，胆区外方。主治肩臂疼痛、扭伤、肩周炎等。

臂区（双）：位于肩区外与下关穴直上交点处。主治肩臂肿痛、麻木、痿软无力等。

手区（双）：位于臂区下方，颧弓下缘处。主治手肿而痛、手关节风湿、类风湿等。

股里区（双）：口角旁开 5 分，靠近地仓穴。主治股内侧痛、肌肉拉伤等。

股区（双）：位于耳垂与下颌角连线中上 1/3 交界处。主治大腿扭伤、坐骨神经痛等。

膝区（双）：耳垂与下颌角连线中下 1/3 交界处。主治膝肿、膝痛、风湿性膝关节炎等。

膝胫区（双）：位于下颌角上方凹陷处。主治大腿扭伤、膝关节痛、膝关节炎等。

胫区（双）：位于下颌角前下方，下颌骨上缘。主治踝关节扭伤、腓肠肌痉挛等。

足区（双）：位于胫区前方、外眼角直下，下颌骨上缘。主治足部肿痛、足跟痛、足弓损伤等。

面部特征诊断

1. 五官与疾病

五官是人体的重要器官，它与身体的五脏是息息相关、唇齿相依的。如果五官感觉不舒服，说明五脏也正逐步地发生功能衰弱，从而产生疾病。

（1）眼睛经常发花，眼角干涩，看不清东西，这是肝脏功能衰弱的先兆。此时如果按一按肝脏的四周，就会有发胀的感觉。这时除了及时就医外，还要注意用眼卫生，不要让眼睛太疲劳，有时用眼不当也会影响到肝脏。

（2）耳朵老是嗡嗡作响，声音也听不太清，这是肾功能在逐步衰退的信号，有时还会伴随着脚痛、腰痛、尿频等症状。工作过于劳累的人尤其要注意，要做到劳逸结合，避免过度疲劳，少饮酒，少吃姜、辣椒等刺激性强的食物。

（3）嗅觉不灵敏，经常咳嗽，有时甚至呼吸困难，这是肺脏功能逐步衰弱的标志。这时首先要注意饮食，戒烟或者控制吸烟量，也不要和经常吸烟的人在一起。多吃新鲜瓜果和蔬菜，加强体质锻炼，防止肺部疾病的发生。

（4）嘴唇感觉麻木，饮食减少，身体日见消瘦，这是胰脏功能在逐步衰减，主要是饮食失调、饥饱不当所致。由于胰脏不好，便殃及胃，当胃受到损害时，嘴唇就会明显地变得干燥欲裂、麻木。这时除了调整饮食外，还要注意不要吃生冷、油腻的食品。

（5）味觉迟钝，尝不出味道，伴随而来的是心悸、梦多、失眠等症状，这就意味着心脏功能受到了损害，是操劳过度所致。此时要警惕，防止心脏发生病变。

2. 面部斑色与病候

婴儿的脸是洁净的，当他们断奶吃食物后，面部才显示出心、肝、脾、胃、肾、五脏的状态；随着年龄越大，在脸上表现出来的状态越多，不外乎痘、痔、色斑、痕、纹路等，一般青少年以痘为主要表现，中年人以皱纹为主要表现，老年人以斑为主要表现。脸上长痣、瘊子，表示该部位脏器先天功能不足；脸上长斑，表示该部位脏器具有长期慢性耗损形成的慢性疾病（3～5年形成）；脸上长青春痘，表示该部位脏器现阶段正存在炎症病变（短期形成）；全脸青春痘、斑，是内分泌失调或肝脏免疫功能下降的表现。

3. 多种征象中医面诊

（1）面色微黄而带红润，精神饱满，表情自然，稍有光泽——正常人面容。

（2）面色潮红、兴奋不安、鼻翼扇动、口唇疱疹，表情痛苦，伴呼吸和脉搏增快——急性病面容，见于大叶性肺炎、痢疾、小儿急性化脓性扁桃体炎等急性传染病。

（3）面部浮肿，眼睑水肿苍白，眼裂小，额部有指压下凹现象，尤其清晨较重——急、慢性肾炎，肾病等。

（4）面容憔悴、面色灰暗、两眼无神、精神萎靡——慢性消耗性疾病。

（5）颜面苍白、浮肿，眼睑宽而松弛，表情迟钝而冷淡，黑眼珠上方露白，眼球突出——甲状腺功能亢进。

（6）面容苍白、浮肿，缺乏表情，舌大唇厚，伴声音沙哑、耳聋，全身皮肤粗糙等——甲状腺功能低下。

（7）面部浮肿、双颊暗红、口唇紫绀——多为风湿性心脏病、二尖瓣狭窄。

（8）头颅增大、面部变长、下颌突出、两颧隆起、耳鼻增大——肢端肥大症。

（9）反应迟钝、表情淡漠、目光呆滞、少气懒言——伤寒病。

（10）面色发红、胖圆、状如满月，由于两颊脂肪堆积，正面可能看不到耳朵——多为长期应用肾上腺皮质激素、库欣综合征。

（11）面部肌肉强直，言语或动作时表情无变化，似面具样——震颤性麻痹或脑炎。

（12）面色苍白呈铅灰色，表情淡漠、双目失神、两眼凹陷、颧部突出、鼻尖峭立——多为大出血、严重休克、急性腹膜炎等。

（13）眼球结膜充血，面部及眼眶区、颈、胸部皮肤发红，压之退色——多为流行性出血热。

（14）在无黄疸的情况下，面色晦暗呈棕黑色中透青灰——多为肝硬化或肝癌晚期。

（15）口角歪向健侧，不能完成吹哨、鼓腮动作，眼裂增大，眼睑不能闭合，流泪，额纹消失——多为面神经炎。

（16）面部结节状增生和斑块，并融合成大块凹凸不平的结节，眉毛、睫毛部分脱落或全部脱落，形如狮子脸——多为瘤型麻风。

（17）面部清瘦而苍白，两颊红呈胭脂色，下午明显，伴有低烧——活动性肺结核。

（18）脸色枯黄，鼻梁扁平，眼呈杏状、眼睑浮肿，额有皱纹，唇厚、伸舌，神疲无力——先天性愚笨。

（19）因腹泻或呕吐，面部憔悴、眼窝下陷，鼻梁瘦削高出，颧弓隆起清晰可见——严重脱水。

（20）面部色素沉着，牙龈和颊部黏膜也有黑蓝色的色素沉积——慢性肾上腺皮质功能低下。

（21）外伤伤口较深，数日后出现张口困难，面部肌肉痉挛，看来似笑非笑，呈特殊的苦笑面容——多为破伤风。

（22）痴笑，不断照镜子、扮鬼脸，思维奇特，情感反应幼稚，行为紊乱——青春型精神分裂症。

（23）狂笑——精神性疾病，如反应性精神病、癔症、脑动脉硬化性精神病、狂躁症等。

（24）傻笑——多见于因染色体畸变而致先天性愚型患者，以及因母亲妊娠期受放射线照射、病毒感染等所致的先天发育障碍，或难产、脑炎、脑膜炎等后遗症。

（25）强笑——常为多次脑血管意外的后遗症，亦可见于多发性硬化症，往往同时伴有强哭、发音和吞咽障碍等。

（26）诡笑、眨眼、努嘴、吐舌、挤眉、弄眼——多见于小舞蹈病患者。

（27）呆笑，常有张口不闭、口角流涎、无意识地笑——多见于老年弥漫性脑动脉硬化症。

（28）假笑，眼裂扩大、鼻唇沟平坦、口角下坠、面部㖞斜——面部神经麻痹。

（29）脸色突然变黄——黄疸性肝炎、胆囊炎、钩虫病等。

（30）脸色发青——多半是呼吸系统疾病，如肺结核、肺气肿、肺炎、慢性支气管炎等。

（31）脸部逐渐变黑——可能为肝硬化。

（32）双眼睑浮肿、晨起较重，身体"积水"，睡眠不足——心脏或肾脏疾病。

（33）颧骨或面颊部位出现白色斑块——可能患上白斑症或癌症。

（34）皮肤呈黄色，头发失去光泽及易于缠绕——甲状腺功能失调。

（35）皮肤过度苍白——可能是贫血。

（36）皮肤呈现赤红——红细胞含量偏高，或心脏、肝脏及肠出现问题。

（37）眼睑出现半月形乳白色斑块——可能是血液中胆固醇含量偏高。

（38）面部的痣突然出现变化，如颜色变黑、颗粒变大，痣边缘呈不规则线条等——可能是皮肤癌。

常用面部按摩手法

1. 拂法

伸直手指，将食指、中指、无名指和小指螺纹面放在施术部位上，臂部主动运动，通过腕部带动手指在体表做轻快的擦掠，状如拂尘，轻轻擦掠而过。

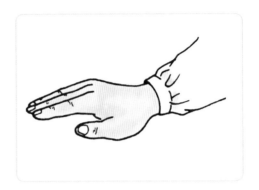

2. 拇指平推法

属于推法的一种。用拇指面着力，其余四指分开助力，按经络循行路线或与肌纤维方向平直向前推的方法，称为拇指平推法。在手法推进过程中，可重点在治疗部位或穴位上做缓和的按揉动作数次。推进的速度要缓慢，着力部位要紧贴皮肤。

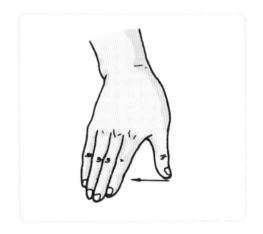

3. 中指揉法

中指伸直，食指搭在中指远端（指尖方向）指间关节背侧（手背面），腕关节稍微弯曲，用中指螺纹面（手指肚）按在一定的治疗部位或穴位处，以肘关节作为支点，前臂做主动运动，通过腕关节使中指螺纹面在施术部位上做轻柔的小幅度的环转或上下、左右运动，频率为每分钟120～160次。

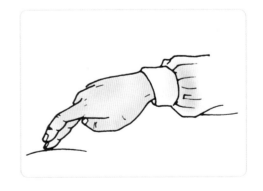

4. 点法

用指端或弯曲的指间关节在施术部位持续地进行点压。

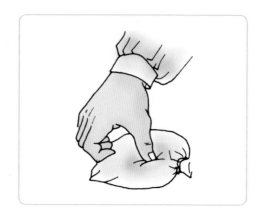

5. 指按法

以拇指螺纹面着力于施术部位，其他四指张开，置于相应位置以支撑助力，腕关节弯曲 40°～60°。拇指主动用力，垂直向下按压。当按压力达到所需的力度后，要稍停一会儿，即所谓的"按而留之"，然后松劲撤力，再做重复按压，使按压动作既平稳又有节奏性。

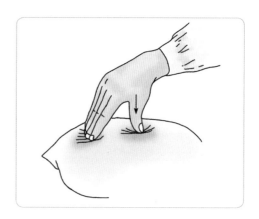

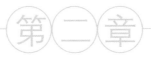

解决日常生活中遇到的问题

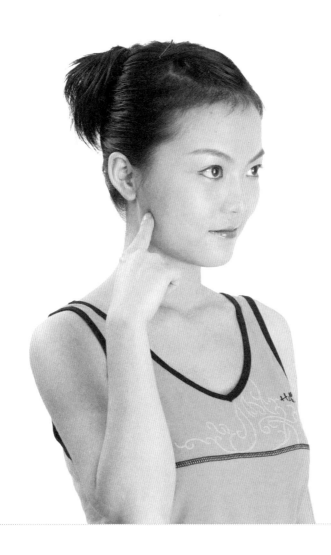

感　冒

感冒是大家最为熟悉的疾病，每个人一生中都得过感冒，其发病之广，个体重复发病率之高，是其他任何疾病都无法与之相比的。感冒一年四季均可发病，以冬春季为多。在大家的印象中，感冒是由受凉或受风所引起的，这种观念来自于古人，早在《黄帝内经》中就已认识到感冒主要是外感风邪所致。

对于感冒的症状，很容易记住和判断。感冒起病较急，骤然发病，没有潜伏期或潜伏期极短，病程较短，少者 3～5 天，多者 7～8 天。发病时症状并不是一下子全部爆发出来，其表现呈多样化，以鼻咽部痒、干燥、不适为早期症状，继则打喷嚏、鼻塞、流鼻涕或疲乏、恶寒、发热、全身不适等。轻型感冒可不药而愈，重症感冒却能影响工作和生活，甚至可危及小儿、老年体弱者的生命，尤其是时行感冒暴发时，流行速度快，感染者众多，症状严重，甚至导致死亡。另外，感冒也是咳嗽、心悸、水肿、痹病等多种疾病发生和加重的因素。故感冒不是小病，不可忽视，要积极防治。

 选用穴区

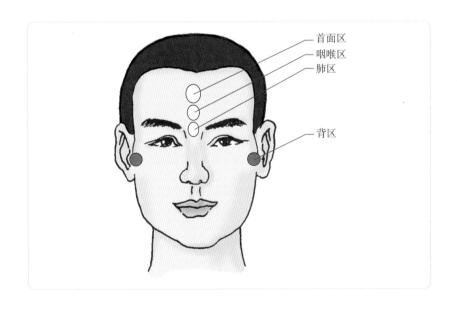

按摩方法

方法 1：按摩面部反射区

Step 1 放松面部

在面部均匀涂抹按摩乳等介质，用拂法和拇指平推法使面部放松并产生温热感。

Step 2 揉肺区

中指揉肺区 3～5 分钟，直到局部产生温热感为止。

Step 3 点按咽喉区、首面区

点按咽喉区、首面区 3～5 分钟，直到局部产生酸痛感为止。

Step 4 点揉背区

点揉背区 3～5 分钟，再做面部放松，结束治疗。

方法 2：按摩鼻翼法

两手微握拳，以弯曲的拇指背面上下往返按摩鼻翼两侧。每天上、下午各按摩 15～30 次，以局部红、热为度。这个方法可以改善鼻部血液循环，促进黏膜细胞分泌，并通过纤毛的"定向摆动"，将感冒病毒及其有害的代谢物排出体外。

专家点评

感冒一般由外感风邪所引起，首先侵犯的是皮肤肌肉表层，病位在身体比较表浅的肺区部位。人体一旦感受风邪时，肺区的润泽程度会减少，具体可表现为：感受风寒者色浮青，风热者色浮赤，伤暑者色浮而黄赤，风燥者色浮清，风湿者色黄而浮浊，然后逐渐向两侧眉毛上方发展扩散。

除了仔细观察肺区外，还可通过面部颜色及症状来区分感冒的类型。

❶ 风寒感冒者常面色青白，肢端鼻尖冷，皮肤寒凉紧密，面部无汗，鼻塞声重，常流清涕。

❷ 风热感冒者常为持续性满面通红，就如我们常说的"面赤如醉"，面部或有汗，鼻塞喷嚏，流稠涕。

❸ 暑湿感冒常发生于夏季，患者面垢（面部有种不干净的感觉），身热汗出，但汗出不畅，身热不扬，身重倦怠，咳嗽痰黄；平常体质虚弱者感冒后面色苍白虚浮，或青白晦滞，全身肤色苍白，肢体蜷缩，喜暖怕冷。

❹ 阴虚感冒者面部可见娇嫩浅淡的红色，部位局限于两侧的颧颊，时间不持续而发作有定时，略微怕冷，少汗，身热，手足心热，干咳少痰。

🖐 贴心提示

感冒患者应适当休息，多饮水，饮食以流质素食为宜，慎食油腻难消化之物。卧室空气应流通，但不可直接吹风。平时加强体育锻炼，也可参照以下方法进行保健：

1. 洗鼻法。感冒时反复用盐水冲洗鼻腔，防止病毒在鼻腔中大量繁殖并不断侵入人体。此法可在 2～4 天内治愈感冒，且无副作用。

2. 食醋滴鼻、熏蒸。将食醋用凉开水稀释，配制成 5%～10% 的溶液滴鼻，每天 4～6 次，每侧鼻孔滴入 2～3 滴，对治疗感冒及流行性感冒有很好的疗效。另外，食醋熏蒸也可治疗感冒，即将 100 克食醋放在火炉上熏蒸，能有效地防止感冒发生。感冒流行期间，每天最好熏蒸食醋 1～2 次。

3. 呼吸蒸气。在大口茶杯中，装入开水一杯，面部俯于其上，对着袅袅上升的蒸气，做深呼吸，直到杯中水凉为止，每天数次。此法治疗感冒，特别是初发感冒效果较好。

4. 冷水洗面。此法一般从夏季开始，秋冬不辍，以增强适应性。每天早晚坚持用冷开水洗脸，这样能增加面部的血液循环，提高抗病、耐寒能力，从而预防感冒的发生。

5. 搓手法。对搓两手大鱼际，直到搓热为止。好像用双掌搓花生米的皮一样。一只手固定，转另一只手的大鱼际，两手上下交替。两个大鱼际向相反方向对搓，大约搓 1～2 分钟，整个手掌便会发热。这样做可促进血液循环，加速身体新陈代谢，增强体质，不容易感冒。

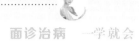
咳　嗽

咳嗽是日常最多见的病证之一，发病率很高，据统计，慢性咳嗽的发病率为3%～5%，在老年人中的发病率可达10%～15%，尤在寒冷地区发病率更高。咳嗽既是独立的病证，又是肺系多种病证的一个症状。

中医对于咳嗽的认识尤其深刻，将咳嗽分为外感咳嗽和内伤咳嗽，外感咳嗽的病因是外感六淫之邪；内伤咳嗽的病因是饮食、情志等内伤因素导致脏腑功能失调、内生病邪。但不论外感还是内伤，病邪作用的部位都在肺。咳嗽从时间上分，有白天咳嗽较重的，有早晨、睡前咳嗽较重的，有午后、黄昏、夜间咳嗽较重的。咳嗽的节律，有偶尔咳嗽的，有不停咳嗽的，有咳逆阵作、连声不断的。咳嗽的性质，有干性咳嗽、湿性咳嗽。咳嗽的声音，有洪亮有力的，有低怯的，有重浊的，有嘶哑的。咳痰的色、质、量、味等也有不同：痰色有白色、黄色、灰色甚至铁锈色、粉红色等；痰的质地有稀薄、黏稠等；有痰量少甚至干咳者，有痰量多者；痰有无明显气味者，也有带腥臭味者，因此要注意鉴别。

 选用穴区

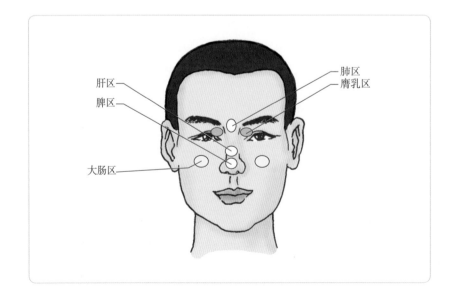

按摩方法

①　放松面部

在面部均匀涂抹按摩乳等介质，用拂法和拇指平推法使面部放松并产生温热感。

②　揉肺区

中指揉肺区3～5分钟，直到局部产生温热感为止。

③　点按肝区、脾区、膺乳区

点按肝区、脾区、膺乳区3～5分钟，直到局部产生酸痛感为止。

④　点揉大肠区

点揉大肠区3～5分钟，再做面部放松，结束治疗。

专家点评

肺区色白多主虚、主寒、主燥，色黄多主湿，色红赤多主热，色青黑多主寒、主湿、主瘀、主滞。

❶ 风寒袭肺的咳嗽

鼻区色白，表现为咳声重浊，气急、喉痒，咯痰稀薄色白，常伴鼻塞、流清涕、头痛、肢体酸楚、恶寒发热、无汗等表证，舌苔薄白。

❷ 痰湿蕴肺的咳嗽

面色淡黄、萎黄或棕黄，以分布于鼻翼，兼及两颊为多，咳嗽反复发作，尤以晨起咳甚，咳声重浊，痰多黏腻或稠厚成块，色白或带灰色，胸闷憋气，痰出则咳缓、憋闷减轻，常伴体倦、腹胀、大便稀，舌苔白腻。

❸ 痰热郁肺的咳嗽

咳嗽气息急促；或喉中有痰声，痰多稠黏或黄，咳吐不爽；或痰有热腥味；

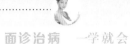
或咳吐血痰，胸胁胀满；或咳引胸痛，面赤；或有身热、口干欲饮，舌苔薄黄腻，舌质红。

④肝火犯肺的咳嗽

咳时面赤，上气咳逆阵作，常感痰滞咽喉，咯之难出，量少质黏，或痰如絮状，咳引胸胁胀痛，咽干口苦，症状可随情绪波动而增减，舌红或舌边尖红，舌苔薄黄少津。

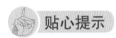

咳嗽的预防，重点在于提高机体的卫外功能，增强皮毛腠理适应气候变化的能力，遇有感冒及时治疗。咳嗽时要注意观察痰的变化，咳痰不爽时，可轻拍患者背部以促其痰液咳出。

1. 饮食宜清淡，慎食肥甘厚腻之品，以免碍脾助湿生痰，若属燥、热、阴虚咳嗽的，忌食辛辣动火食品。

2. 各类咳嗽患者都应戒烟，并改善生活环境，避免接触烟尘刺激，若空气品质不佳，最好戴上口罩，或尽量少出门。

3. 平时应锻炼身体，增强体质，有利于提高抗病能力。

4. 若鼻子较敏感者，除避免刺激性食物外，还应注意鼻子的保暖，并加强鼻子周围穴位的按摩。

5. 若为心脏疾病引起的咳嗽，应听从医师的指示按时服药，多休息，并避免过度运动，天气变化大时，尽量避免出门，以防止病情恶化。不要忽略咳嗽的症状，若有不明咳嗽发生时，应即时就医，详细检查，找出病因，切勿胡乱吃药，以免发生意外。

呃 逆

呃逆就是大家俗称的"打嗝"，虽然不是什么大病，却让人很不舒服。呃逆是指胃气上逆动膈，主要表现为喉间呃呃连声，声音短促，频频发出，不能自制。一般以偶发者居多，持续时间短暂，多在不知不觉中自愈；有的则屡屡发生，持续时间较长。呃声有高有低，间隔有疏有密，声出有缓有急。发病常与饮食不当、情志不遂、受凉等有关。本病常伴胸膈痞闷、胃脘嘈杂灼热、嗳气等症。

西医学中的单纯性膈肌痉挛即属呃逆，而胃肠神经官能症、胃炎、胃扩张、胃癌、肝硬化晚期、脑血管病、尿毒症，以及胃、食道手术后等其他疾病所引起的膈肌痉挛，都可按照治疗呃逆的方法去缓解症状。

 选用穴区

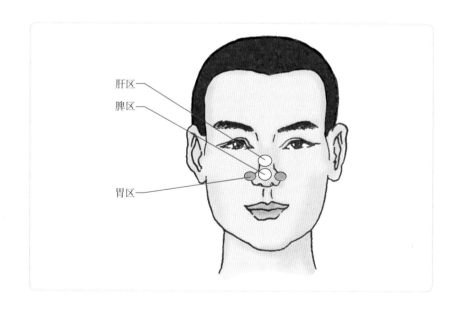

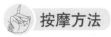 **按摩方法**

STEP 1 放松面部

在面部均匀涂抹按摩乳等介质，用拂法和拇指平推法使面部放松并产生温热感。

STEP 2 点揉胃区

中指揉、点胃区3～5分钟，每分钟60～100次，直到局部产生温热感为止。

STEP 3 点按肝区、脾区

点按肝区、脾区3～5分钟，每分钟100～200次，直到局部产生酸痛感为止。再做面部放松，结束治疗。

专家点评

胃区即两侧鼻翼颜色红赤，面色红赤，呃逆声高短促，胃部灼热，口臭烦渴，便秘尿赤，舌苔黄厚，多为胃火上逆之呃逆；胃区颜色青，面青肢冷，呃声沉缓有力，胸膈及胃部不舒，得热则减，遇寒则重，进食减少，口淡不渴，舌苔白，为胃寒之呃逆；胃区颜色发白，呃声低长无力，气不得续，泛吐清水，胃、腹不舒，喜温喜按，手足不温，食少乏力，大便稀薄，舌质淡，苔薄白，此为脾胃阳虚之呃逆。

贴心提示

1. 情绪因素对呃逆的影响很大，因此要保持精神舒畅，情绪安定，避免大喜、暴怒等精神刺激。

2. 注意避免受凉及劳累。

3. 饮食宜清淡，忌食生冷、辛辣，避免饥饱失常。发作时应进食易消化饮食或半流质饮食。

胃　痛

　　胃痛是一种很常见的症状，不少人会把"我最近胃不舒服，常胃痛"或"我不能吃这个，因为会胃痛……"挂在嘴边，吃了过凉或过热、难消化的食物会引起胃痛，但有时胃痛是一过性的，不见得会引起大家的注意，所以常常会被忽视。实际上，引起胃痛的疾病很多，有一些还是非常严重的疾病，要给予足够的重视。

　　胃痛的部位在上腹部胃脘处，俗称心窝部。中医认为，忧思恼怒、气郁伤肝，造成肝的疏泄功能失调，横逆犯胃，气机阻滞，胃失和降则发为胃痛，若气郁化火，则疼痛加重；暴饮暴食或过食生冷肥甘之品，以致脾胃受伤，食滞中焦、气机不利，可产生胃痛；寒凉伤中，胃阳被遏，正邪交争，而胃痛乃作；病后脾胃受损或素体脾胃虚弱，胃阳不振，寒从内生，以致脾不运化，胃失和降，而发生疼痛。胃痛的性质可有胀痛、隐痛、刺痛、灼痛、闷痛、绞痛等，常因病因病机的不同而异，其中胀痛、隐痛、刺痛最常见，疼痛有呈持续性的，也有时作时止的。常伴有食欲不振、恶心呕吐、吞酸嘈杂等症状。查体上腹部可有压痛，按之疼痛或增或减，但没有反跳痛。

 选用穴区

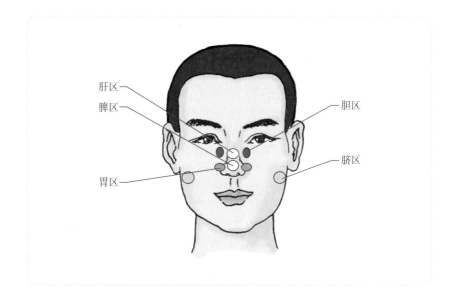

按摩方法

Step 1 放松面部

在面部均匀涂抹按摩乳等介质，用拂法和拇指平推法使面部放松并产生温热感。

Step 2 点揉胃区

中指揉、点胃区3～5分钟，每分钟60～100次，直到局部产生温热感为止。

Step 3 点按肝区、脾区、胆区

点按肝区、脾区、胆区3～5分钟，每分钟100～200次，直到局部产生酸痛感为止。

Step 4 点揉脐区

点揉脐区3～5分钟，再做面部放松，结束治疗。

专家点评

❶ 瘀血停滞之胃痛

十二指肠区（即鼻翼及其外上方）青紫，表现为胃部疼痛，痛如针刺刀割，痛有定处，按之痛甚，食后加剧，入夜尤甚，或见吐血、黑便，舌质紫暗或有瘀斑。

❷ 寒邪客胃之胃痛

十二指肠区、胃区颜色白中带青，表现为胃痛暴作，甚至绞痛，得热痛减，遇寒痛增，口淡不渴，或喜热饮，苔薄白。

❸ 脾胃阳虚之胃痛

脾区色浅淡而微，表现为胃痛隐隐，绵绵不休，冷痛不适，喜温喜按，空腹痛甚，进食缓解，劳累、食冷或受凉后疼痛发作或加重，呕吐清水，食少，神疲乏力，手足不温，大便稀，舌淡苔白。

❹ 胃阴亏虚之胃痛

胃区颜色微红，表现为胃部隐隐灼痛，似饥而不欲食，口燥咽干，口渴思饮，消瘦乏力，大便干结，舌红少津或光剥无苔。

贴心提示

对胃痛患者，要重视生活调养，尤其是饮食与精神方面。

1. 饮食以少食多餐、营养丰富、清淡易消化为原则，不应饮酒及过食生冷、辛辣食物，切忌粗硬饮食、暴饮暴食，或饥饱无常，少吃油腻多脂食品；少喝咖啡、茶及可乐等含咖啡因的饮料；避免吃巧克力、柳橙类水果。

2. 要保持精神愉快，避免忧思恼怒和情绪紧张；注意劳逸结合，避免劳累，病情较重时，需适当休息，这样可减轻胃痛、减少胃痛发作，进而达到预防胃痛的目的。

头　痛

头痛是临床常见症状之一，通常指局限于头颅上半部，包括眉弓、耳轮上缘和枕外隆突连线上的疼痛。头痛的病因可分为外感和内伤两大类。外感头痛多因感受风、寒、湿、热等外邪引起，而以风邪为主；内伤头痛与肝、脾、肾三脏有关。此外，外伤跌仆、久病入络、气滞血瘀、脉络瘀阻，也会导致头痛。在导致头痛的因素里，有些是严重的致命疾患，但病因诊断通常比较困难，一般可由颅内病变、颅外头颈部病变、头颈部以外躯体疾病及神经官能症、精神病等引起。

严重头痛者可并发颅内压增高，表现在头痛的同时伴有剧烈呕吐；小脑肿瘤、椎－基底动脉供血不足的病人通常会伴有眩晕；全身感染性疾病或颅内感染的病人常伴有发热；颅内肿瘤的病人可伴有癫痫发作、精神症状和视力障碍；脑疝的病人可能发生意识障碍；脑膜炎或蛛网膜下腔出血的病人常伴有脑膜刺激征，应注意及时就医。

 选用穴区

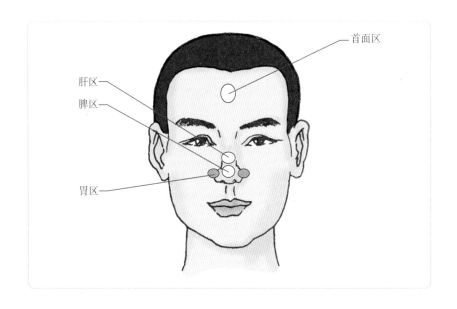

按摩方法

方法1：按摩面部反射区

1 放松面部

在面部均匀涂抹按摩乳等介质，用拂法和拇指平推法使面部放松并产生温热感。

2 点揉首面区

中指揉、点首面区3～5分钟，每分钟60～100次，直到局部产生温热感为止。

3 点按肝区、胃区、脾区

点按肝区、胃区、脾区3～5分钟，每分钟100～200次，直到局部产生酸痛感为止，再做面部放松，结束治疗。

方法2：提拉耳垂法

这种方法如果能长期坚持，疗效也很好。即双手食指放在耳屏内侧，用食指、拇指提拉耳屏、耳垂，自内向外提拉，手法由轻到重，牵拉的力量以不感觉疼痛为限，每次3～5分钟。

专家点评

头痛剧烈时可引起紫绀、面色发青、口唇青紫。一般情况下面色白多主虚、主寒、主燥，色黄多主湿，色红赤多主热，色青黑多主寒、主湿、主瘀、主滞。中医对于疼痛的部位比较重视，如痛在脑后，上至头顶，下连于项，多为太阳经风郁；痛在左右头角，并连及耳部，多为少阳经火郁；痛在前额及眉棱骨处，多为阳明经热郁；痛在头顶，或连于目系，为厥阴经头痛；痛偏左为血虚兼风；痛偏右者，为湿痰挟热；寒痛者，面色白，畏寒喜暖；热痛者，面色赤，恶热喜凉。

鼻子：鼻子无外伤史，却自然的慢慢偏歪者，提示有头痛。

眼睛：黑睛正上方有一条较粗的毛细血管，提示有头痛。

贴心提示

1 注意休息，环境要安静，室内光线要柔和。

2 情绪要平和，避免忧思怒悲及紧张等不良情绪，以免诱发其他疾病。尤其是高血压病人一定要控制好情绪，避免大怒，否则易引起中风等疾病。

3 对于寒痛者，头部一定要注意保暖。

4 应戒烟、戒酒。

眩 晕

眩晕是临床常见病证，多见于中老年人，也可发生于青年。本病可反复发作，妨碍正常工作及生活，严重者可发展为中风、厥证或脱证而危及生命。其临床表现为头晕与目眩，轻者只是眼花、头重脚轻，或摇晃浮沉感，闭目即止；重则如坐车船，视物旋转，甚则站立不稳，摇摇欲坠。可能兼有目涩耳鸣，失眠健忘，腰膝酸软，或恶心呕吐，面色苍白，汗出肢冷等。发作间歇期长短不一，可能几个月发作一次，也可能一月发作好几次。本病常有情志不舒的诱因，但也可突然起病，并可逐渐加重。眩晕如果同时伴有头胀而痛、心烦易怒、肢麻震颤症状，应警惕发生中风。

 选用穴区

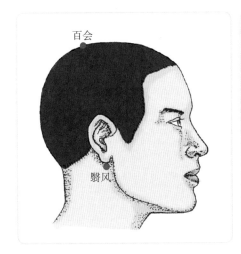

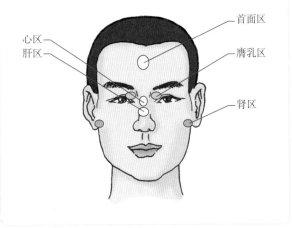

👆 按摩方法

方法 1：按摩面部反射区

STEP 1 放松面部

在面部均匀涂抹按摩乳等介质，用拂法和拇指平推法使面部放松并产生温热感。

STEP 2 点揉首面区

中指揉、点首面区 3 ~ 5 分钟，每分钟 60 ~ 100 次，直到局部产生温热感为止。

STEP 3 点按心区、肝区、肾区

点按心区、肝区、肾区 3 ~ 5 分钟，每分钟 100 ~ 200 次。

STEP 4 点揉膺乳区

点揉膺乳区 3 ~ 5 分钟，再做面部放松，结束治疗。

方法 2：按摩百会穴

此法有助于升阳开窍、安神醒脑。百会穴属督脉，其位置就在头顶正中央，也就是在两耳尖连线的中点上，可直接用手指按压百会穴，每天两次，每次两分钟。

方法 3：按压翳风穴

此法可将上焦、中焦及下焦之气运送到头部，有助于促进耳内神经运作，以及加强血液循环。翳风穴属三焦经，其位置就在耳垂下凹陷的地方，按摩时，嘴巴张开后用拇指按压穴位，早晚各两分钟即可。

专家点评

① 肝阳上亢之眩晕

面色潮红，眩晕耳鸣，头痛且胀，遇劳、恼怒加重，肢麻震颤，失眠多梦，急躁易怒，舌红苔黄。

② 肝火上炎之眩晕

面红目赤，头晕且痛，其势较剧，口苦，胸胁胀痛，烦躁易怒，寐少多梦，小便黄，大便干，舌红苔黄。

③ 痰浊上蒙之眩晕

面色青，头重如蒙，视物旋转，胸闷作恶，呕吐痰涎，食少多寐，苔白腻。

④ 瘀血阻窍之眩晕

面唇紫暗，眩晕头痛，兼见健忘，失眠，心悸，精神不振，耳鸣耳聋，舌瘀点或瘀斑。

⑤ 气血亏虚之眩晕

面色发白，头晕目眩，动则加剧，遇劳则发，爪甲不荣，神疲乏力，心悸少寐，纳差食少，便稀，舌淡苔薄白。

另外，耳穴晕区会出现条片状凹陷红润。

 贴心提示

1. 保持心情开朗愉悦，饮食有节，注意养生，保护阴精，有助于预防本病。
2. 卧室环境应保持安静、舒适，避免噪声，光线柔和。
3. 保证充足的睡眠，注意劳逸结合。
4. 饮食以清淡易消化为宜，多吃蔬菜、水果，忌烟酒、油腻、辛辣之品，少食海腥发物，虚证眩晕者可配合食疗，加强营养。
5. 眩晕发作时应卧床休息，闭目养神，少做或不做旋转、弯腰等动作，以免诱发或加重病情。严重时要密切注意血压、呼吸、神志、脉搏等情况，并立即就医。

失　眠

　　失眠是临床常见病证之一，虽不属于危重疾病，但给人们的正常生活、工作、学习带来了非常大的危害，并能加重或诱发心悸、胸痹、眩晕、头痛、中风等病证。顽固性的失眠，给人们带来长期的痛苦，甚至形成对安眠药物的依赖，而长期服用安眠药物又会引起医源性疾病。失眠在《内经》中被称为"目不瞑""不得眠""不得卧"，失眠原因主要有两种，一是其他病证影响，如咳嗽、呕吐、腹满等，使人不得安卧；二是气血阴阳失和，使人不能入睡。

　　失眠的主要表现为睡眠时间、深度的不足以及不能消除疲劳、恢复体力与精力。其中睡眠时间不足者可表现为入睡困难，夜寐易醒，醒后难以再睡，严重者甚至彻夜不寐；睡眠深度不足者常表现为夜间时醒时寐，寐则不酣，或夜寐梦多。由于睡眠时间及深度的不足，致使醒后不能消除疲劳，表现为头晕、头痛、神疲乏力、心悸、健忘，甚至心神不宁等。由于个体差异，对睡眠时间和质量的要求也不相同，所以我们应该以能否消除疲劳、恢复体力与精力为依据来判断一个人是不是属于失眠。

 选用穴区

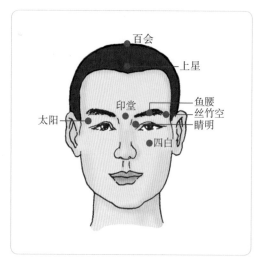

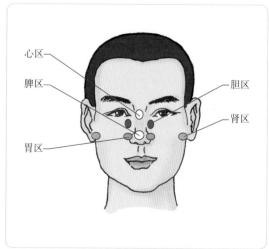

按摩方法

方法 1：按摩面部反射区

放松面部

在面部均匀涂抹按摩乳等介质，用拂法和拇指平推法使面部放松并产生温热感。

点揉心区

中指揉、点心区 3 ～ 5 分钟，每分钟 60 ～ 100 次，直到局部产生温热感为止。

点按脾区、胆区、肾区、胃区

点按脾区、胆区、肾区、胃区各 3 ～ 5 分钟，每分钟 100 ～ 200 次，直到局部产生酸痛感为止，再做面部放松，结束治疗。

方法 2：揉捻耳垂法

双手拇指和食指分别捏住双侧耳垂部位，轻轻地捻揉，使之产生酸胀和疼痛的感觉，揉捻约 2 分钟。

方法 3：梳头法

用指叩法，双手弯曲，除拇指外，余四指垂直叩击头皮，方向为前发际、头顶、后头、项部，左、中、右三行。每天 3 ～ 5 次，每次至少 5 分钟。也可用梳子，方法同前。

方法 4：按摩头面部穴位法

可先用右手拇指轻揉百会 200 次，再用双手拇指由印堂至上星至百会交替推 5 ～ 6 次，共 4 分钟；双拇指自印堂起向内外依次点揉睛明、鱼腰、丝竹空、太阳、四白等穴，共 3 分钟。

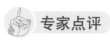 **专家点评**

　　失眠最大的面部特征是双眼睑上下色青或青紫，甚至呈青黑色，严重失眠者可白睛充血。如伴有心烦不寐，躁扰不宁，怔忡，口干舌燥，小便短赤，口舌生疮，舌尖红，苔薄黄，为心火偏亢之失眠；伴有急躁易怒，不寐多梦，甚至彻夜不眠，有头晕头胀，目赤耳鸣，口干而苦，便秘尿赤，舌红苔黄，为肝郁化火之失眠；伴有两颧赤，心悸不安，腰酸足软，头晕，耳鸣，健忘，遗精，口干津少，五心烦热，舌红少苔，为阴虚火旺之失眠；伴有面色少华，多梦易醒，心悸健忘，神疲食少，头晕目眩，四肢倦怠，舌淡苔薄，为心脾两虚之失眠。

贴心提示

　　平时要养成良好的生活习惯，按时睡觉，不熬夜，保持卧室清洁、安静，远离噪音，避开光线刺激等；避免睡觉前喝茶、饮酒等，睡前勿暴饮暴食，忌吃辛辣、富含油脂的食物，保持精神舒畅，要有乐观、知足常乐的良好心态。以下方法如果长期坚持可取得显著的效果。

　　1.仰卧揉腹。每晚入睡前，仰卧床上，意守丹田（肚脐），先用右手按顺时针方向绕脐稍加用力揉腹，一边揉一边默念计数，揉120次；再换用左手按逆时针方向同样绕脐揉120次。

　　2.拍打涌泉穴。每晚睡前洗脚后，端坐床上，先用右手掌拍打左脚涌泉穴120次，再用左手掌拍打右脚涌泉穴120次，每次力度均以感到微微胀痛为宜。即可驱除失眠，安然入睡。

　　3.卧位气功法。取右侧卧位，枕头适中，全身轻松自然，双目闭合，舌尖顶上腭，意守丹田。由鼻孔慢慢吸气，使整个腹部膨胀，再从鼻孔徐徐呼出，至全腹收缩。

　　4.点揉神门穴。神门穴位于腕横纹肌尺侧端，尺侧腕屈肌腱的桡侧凹陷处，每天临睡前用一拇指指端的螺纹面，点揉另一手的神门穴，换另一手的拇指，同样点揉前手的神门穴，直到感到酸胀为宜，各重复30次。

　　另外，对于习惯服用西药帮助睡眠的患者，在可能的情况下应尽量避免服用西药以免产生依赖性，使病情进一步恶化。

胸痹心痛

　　胸痹心痛是威胁 40 岁以上中老年人生命健康的重要心系病证之一，随着现代社会人们生活方式及饮食结构的改变，越来越多的中老年人偶发或常发胸痹心痛，表现为胸骨后或左胸发作性闷痛，也可表现为灼痛、绞痛、刺痛或隐痛、含糊不清的不适感等，持续时间多为数秒钟至 15 分钟之内，甚至剧痛向左肩背沿手少阴心经循行部位放射，持续时间短暂，常由情志刺激、饮食过饱、感受寒冷、劳倦过度而诱发，也可在安静时或夜间无明显诱因时而发病。多伴有短气乏力，自汗心悸，甚至喘促。多数患者休息或除去诱因后症状可以缓解。若疼痛剧烈，持续时间长达 30 分钟以上，休息或服药后仍不能缓解，伴有面色苍白、汗出、肢冷等症状，为心肌梗死的特征。近年来，胸痹心痛发病率有逐渐增加的趋势，因而越来越引起人们的重视。本病主要以胸闷、心痛、短气为特征。

　　胸痹心痛相当于西医的冠心病心绞痛，西医学其他疾病表现为胸骨后及左胸部发作性憋闷疼痛时也可参照本节来进行养生保健。

 选用穴区

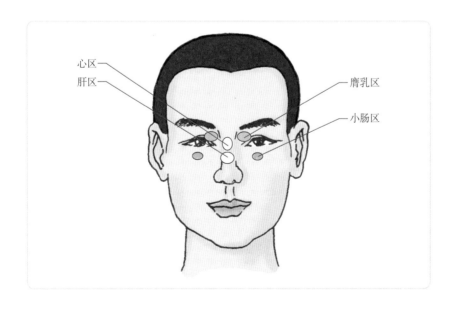

按摩方法

Step 1 放松面部

在面部均匀涂抹按摩乳等介质，用拂法和拇指平推法使面部放松并产生温热感。

Step 2 点揉心区

中指揉、点心区 3 ~ 5 分钟，直到局部产生温热感为止。

Step 3 点按膺乳区、肝区

点按膺乳区、肝区 3 ~ 5 分钟，每分钟 100 ~ 200 次，直到局部产生酸痛感为止。

Step 4 点揉小肠区

点揉小肠区 3 ~ 5 分钟，再做面部放松，结束治疗。

专家点评

心区正常的气色是红黄隐隐，比其他色部略微发红，在微红的基础上，明亮润泽含蓄，为平顺之象。色白多主虚、主寒、主燥，色黄多主湿，色红赤多主热，色青黑多主寒、主湿、主瘀、主滞。一般剧烈的疼痛可引起紫绀、面色发青、口唇青紫。

❶ 寒凝心脉之心痛

有青筋浮现在两目内眦和鼻梁之间，呈左右走向，一般只出现在左侧，表现为卒然心痛如绞，或心痛彻背、背痛彻心，或感寒痛甚，心悸气短，形寒肢冷，冷汗自出，苔薄白，多因气候骤冷或感寒而发病或加重。

❷ 瘀血痹阻之心痛

满面青紫，心胸疼痛剧烈，如刺如绞，痛有定处，甚则心痛彻背、背痛彻心，或痛引肩背，常伴有胸闷，日久不愈，可因暴怒而加重，舌质暗红，或紫暗、有瘀斑，舌下瘀筋。

③ 心气不足之心痛

面色发白，心胸阵阵隐痛，胸闷气短，动则加重，心中动悸，倦怠乏力，神疲懒言，舌质淡红，舌体胖且边有齿痕，苔薄白。

另外，如果眼睑皮肤表面出现微微隆起的黄色斑块，称为黄色瘤，多因体内血脂过高所致，这种人易患心血管疾病。

贴心提示

心脏是人体重要的器官，一旦受到伤害，生命也就受到了威胁。因此有心脏病史的人一定要随时观察自己的脸色，发现不正常一定要及时治疗。

1. 避免暴饮暴食，防止增加血流速度，加重心脏负担，诱发心绞痛或心肌梗死。

2. 保持稳定的情绪、良好的心态、乐观的精神，有利于病情的稳定和康复。

3. 要做到工作有序，劳逸结合，睡眠充足，避免过劳。

4. 主动适量参加体育锻炼，活动量因人而异，可安排散步、太极拳、保健操等，可防止肥胖并锻炼心脏功能。

5. 避免吸烟，因为吸烟时吸入的一氧化碳使碳氧血红蛋白增加，影响了血携氧能力，易出现心肌缺氧，加重病情。

6. 宜低盐饮食，多吃水果及富含纤维的食物，保持大便通畅（因用力排便易诱发心绞痛，甚至猝死），饮食宜清淡，不要吃太饱。

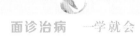
高　血　压

　　高血压是近年来发病率较高的疾病之一，而且发病越来越年轻化。高血压是指以动脉收缩压和（或）舒张压增高，常伴有心、脑、肾和视网膜等器官功能性或器质性改变为特征的全身性疾病。按照 1999 年世界卫生组织 / 国际高血压联盟诊断指导原则：静息时收缩压 ≥ 140 毫米汞柱和（或）舒张压 ≥ 90 毫米汞柱，就能诊断为高血压。高血压的常见症状是眩晕、头痛、心悸、后颈部疼痛、后枕部或颞部搏动感，还有的表现为神经官能症症状如失眠、健忘或记忆力减退、注意力不集中、耳鸣、情绪易波动或发怒以及神经质等。本病好发于中老年人，全身无明显症状，容易检测出，却也易被忽略，但其并发症——脑中风和心脏病却位居人类十大死因的前几名。

选用穴区

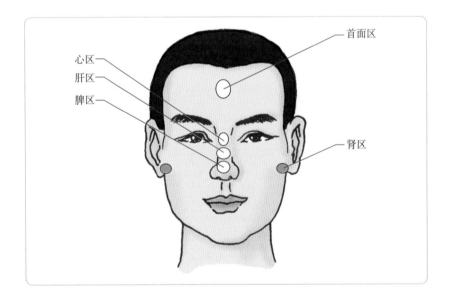

按摩方法

 放松面部

在面部均匀涂抹按摩乳等介质，用拂法和拇指平推法使面部放松并产生温热感。

 点揉首面区

中指揉、点首面区3～5分钟，每分钟60～100次，直到局部产生酸、胀、痛的感觉为止。

 点按肝区、心区、脾区、肾区

点按肝区、心区、脾区、肾区各3～5分钟，每分钟100～200次，直到局部产生酸痛感为止，再做面部放松，结束治疗。

 专家点评

一般肝火上炎型高血压表现为面红目赤，口苦口干，头晕胀痛，耳鸣如潮，急躁易怒，尿黄便秘，舌红苔黄；瘀血内阻型高血压表现为面唇发绀，头痛经久不愈，固定不移，偏身麻木，心痛胸痹，舌质紫暗；痰湿中阻型高血压表现为头目眩晕，胸痞满闷，纳呆恶心，呕吐痰涎，身重困倦，肢体麻木，苔腻，多见于形体肥胖的高血压患者；阴虚阳亢型高血压表现为颧红盗汗，头晕头胀头痛，耳鸣耳聋，烦躁易怒，失眠健忘，腰膝酸软，头重脚轻，口燥咽干，两眼干涩，视物模糊，四肢麻木，或见手足心热，舌红少苔。

耳穴：心穴区（位于耳甲腔中央凹陷处，直径约0.25厘米）呈皱褶环状反应，有光泽或红晕；伴肾上腺穴呈点状红润或点白边缘红晕，耳轮后沟（降压沟）中上部呈点状白色边缘红晕或血管充盈；大多数还伴有肝穴的片状隆起，界限不清，屏间切迹下见片状隆起。

另外，两目内眦（内眼角）呈现红色大头针样斑点，称为"中风点"，可能为高血压中风的先兆，应注意。

贴心提示

1 起居有常。保持有规律的生活，消除疲劳和紧张因素，对高血压病人是至关重要的；居住环境应安静，睡眠时应注意保持室内温度适宜，洗澡时水温不可过冷过热，保持空气新鲜，避免喧哗吵闹。

2 劳形有度。适宜的劳动或体育活动可减肥，治疗失眠，降低血压，高血压病人可根据自己的身体情况和爱好掌握运动量，对神经、血管、呼吸等功能均有改善作用，有助于控制血压。

3 调节饮食。高血压病人一是要注意饮食有节，二是要注意合理的饮食结构。饮食有节可预防肥胖。饮食要清淡，一般认为高血压病人每天的食盐摄入量应限制在 6 克以下，食物以清淡少荤为宜，多吃蔬菜水果，少吃脂肪和含胆固醇过多的食物，对糖的摄入也应控制，并节制饮酒；应多饮茶，长期饮茶可减肥、降低血脂，对控制血压极有利。

4 精神调理。精神放松，保持乐观情绪，有利于维持高级神经中枢的正常功能，对预防高血压有积极意义。

因此，保持心态乐观豁达，面对现实，适应环境变化，甘其食，美其服，安其居，乐其俗，这样就可以有效预防高血压。

便　秘

便秘既是一种独立的病证，也是一个在多种急慢性疾病过程中经常出现的症状，是由于大肠传导功能失常导致的。临床表现为粪质干硬，排出困难，排便时间及间隔时间延长，大便次数减少，常三五日、七八日、甚至更长时间解一次大便，每次解大便常需半小时或更长时间，常伴腹胀腹痛、头晕头胀、嗳气食少、心烦失眠等症；另外，由于排便努挣导致肛裂、出血，日久还可引起痔疮。本病起病缓慢，多属慢性病变过程，多发于中老年和女性。

造成便秘的原因有很多，饮食因素如饮水量不够，喜欢吃油炸或速食食品，因而摄入过多油脂，膳食纤维又吃得太少，以致大肠内粪便体积不够，不易刺激肠道引起便意，粪便滞留大肠内使水分再吸收增加，致大便变硬而造成便秘；体质因素常见于偏瘦、运动不足的女性，她们的腹部常有胀气症状，主要是由于肠蠕动机能减弱；习惯不良因素常常是由于事情紧急而自主性闭便，像上班、上课来不及，工作忙碌压力大，而使大便忍住不解，久而久之排便的刺激反射就会降低，从而引起便秘；还有一些是药物性便秘，经常服用吗啡类药物、抗抑郁剂、抗胆碱制剂、铁剂、钙片或心脏病用药等都会引起便秘。

 选用穴区

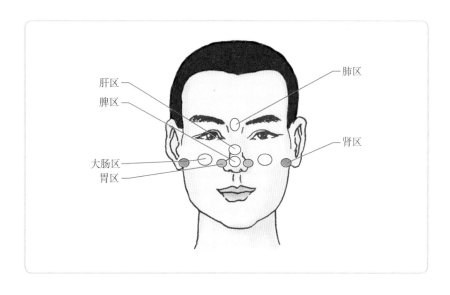

按摩方法

Step 1　放松面部

在面部均匀涂抹按摩乳等介质，用拂法和拇指平推法使面部放松并产生温热感。

Step 2　点揉大肠区

中指揉、点大肠区3～5分钟，每分钟60～100次，直到局部产生温热感为止。

Step 3　点按脾区、胃区、肾区、肝区

点按脾区、胃区、肾区、肝区各3～5分钟，每分钟100～200次，直到局部产生酸痛感为止。

Step 4　点揉肺区

点揉肺区3～5分钟，再做面部放松，结束治疗。

专家点评

胃区（即两侧鼻翼）颜色红赤，小肠区气色红赤明亮，甚至出现粉红点，为小肠实热，其人面红身热，大便干结，腹胀腹痛，口干口臭，心烦不安，小便短赤，舌红苔黄燥；胃区淡白无华，为气虚便秘，其人面白神疲，体质虚弱，肢倦懒言，粪质并不干硬，也有便意，但临厕排便困难，需努挣方出，挣得汗出短气，便后乏力，舌淡苔白；小肠区气色偏白，面色无华，口唇色淡，为血虚便秘，其人大便干结，排出困难，心悸气短，易健忘；胃区淡红干燥，形体消瘦，为阴虚便秘，其人大便干结如羊屎状，头晕耳鸣，心烦失眠，潮热盗汗，腰酸膝软，舌红少苔。

耳穴： 大肠穴区呈片状白色或灰白色隆起，均无光泽，并有糠皮样脱屑；部分患者伴有直肠穴点状白色，边缘暗红，脾穴片状白色。

眼睛： 目内眦有波纹状的伸向角膜的深色的血管，提示有顽固性便秘。

贴心提示

便秘及宿便问题是许多人挥之不去的梦魇，非常痛苦，其实如果大家平时注意饮食习惯，多运动，就可以避免便秘。下面介绍几种方法，如果大家能持之以恒的话，相信都能无"便"一身轻，畅快更健康。

1. 多吃高纤的食物，多喝水。建议每天至少摄取五份蔬果，膳食纤维可以促进肠道蠕动，早上起床就喝 300 ~ 500 毫升的温开水，可搭配蜂蜜。

2. 补充肠道益生菌。肠道益生菌多，消化吸收较好，就不会便秘。现在有很多优酪乳或是富含益生菌的保健食品，可以适量补充。

3. 少吃油炸及精制的加工食品。油脂会减缓肠道蠕动，使便秘更严重。

4. 多运动。每天至少散步 30 分钟或快走 10 分钟，以增强肠道肌肉的收缩能力。

5. 养成定时排便的习惯。如果早上赶着上班或上学而来不及上厕所，可以把习惯改成每天晚上，而且要解干净。时间长了养成固定时间排便的习惯，便秘自然就能改善。

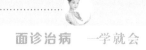

糖 尿 病

糖尿病，中医称为消渴病，是由于先天禀赋不足，再加上情志失调、饮食不节等原因所导致的以阴虚燥热为基本病机，以多尿、多饮、多食、乏力、消瘦，或尿有甜味为典型临床表现的一种疾病。糖尿病是一种发病率高、病程长、并发症多，严重危害人类健康的病证，近年来发病率更有增高的趋势。

糖尿病分为 1 型糖尿病和 2 型糖尿病。在糖尿病患者中，2 型糖尿病所占的比例约为 95%。1 型糖尿病多发生于青少年，因胰岛素分泌缺乏，须依赖外源性胰岛素补充以维持生命。2 型糖尿病多见于中、老年人，其胰岛素的分泌量并不低，甚至还偏高，临床表现为机体对胰岛素不够敏感，即胰岛素抵抗。胰岛素抵抗是指组织对胰岛素的敏感性降低，对胰岛素促进葡萄糖的吸收、转化、利用的效率降低。临床观察，胰岛素抵抗普遍存在于 2 型糖尿病中，高达 90% 左右。

 选用穴区

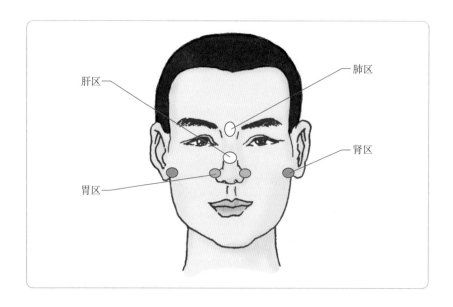

按摩方法

 放松面部

在面部均匀涂抹按摩乳等介质，用拂法和拇指平推法使面部放松并产生温热感。

 点揉胃区

中指揉、点胃区3～5分钟，每分钟60～100次，直到局部产生温热感为止。

 点按肺区、肾区、肝区

点按肺区、肾区、肝区各3～5分钟，每分钟100～200次，直到局部产生酸痛感为止，做面部放松，结束治疗。

 专家点评

胰区在肝区的左侧，正当目内眦直下，与肝区的水平相当，其中心在左内眦垂线与两颧骨最高点连线的交点。

胰区白色，多主虚、主寒、主燥；黄色多主湿；红赤色多主热；青黑色多主寒、主湿、主瘀、主滞。如伴有烦渴多饮，口干舌燥，尿频量多，舌边尖红，苔薄黄，为肺热津伤型糖尿病；伴有多食易饥，口渴，尿多，形体消瘦，大便干燥，苔黄，为胃热炽盛型糖尿病；伴有口干唇燥，皮肤干燥、瘙痒，尿频量多，混浊如脂膏，或尿甜，腰膝酸软，乏力，头晕耳鸣，舌红苔少，为肾阴亏虚型糖尿病；伴有面容憔悴，耳轮干枯，小便频数，混浊如膏，甚至饮一溲一，腰膝酸软，四肢不温，畏寒肢冷，阳痿或月经不调，舌苔淡白而干，为阴阳两虚型糖尿病。

耳穴：胰腺点白色肿胀。

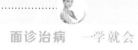
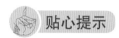

糖尿病是遗传因素和环境因素长期共同作用所致的一种慢性疾病。肥胖、高血压、脂代谢紊乱、高龄和糖尿病家族史是糖尿病最主要的危险因素，有以上危险因素的人要尽早调整生活方式，从生活细节方面预防可能发生的糖尿病，且贵在"尽早"和"坚持"。

1 "少食法"。严格控制饮食是治疗糖尿病的先决条件，也是最重要的一环。少食的程度视体重情况而不同，胖者每餐可六七成饱，超重者可八九成饱，而且要规律饮食，逐渐将体重减下来，不可用过度禁食方法将体重快速降低。至于进食的种类，可用粗粮替代一些精制食品，但粗粮也是提供能量的食物，也不可过量，否则事与愿违。

2 "多动法"。正常体重者能量"出入平衡"，肥胖者要让能量"多出少入"才能减轻体重。因此，少食要和运动相配合才更加有效，运动量要根据各人情况适当掌握。年轻且没有心脑血管疾病者尽可能做有氧运动，如跑步、打球等；年长或有不适于剧烈运动的疾病的人可通过步行的方式。运动是否有效，关键在于运动量是否足够，是否能够坚持。

3 "监测法"。平时要多监测相关指标，通过量化指标了解自己的少食多动是否做得到位，以此来调整少食多动的幅度。

对于糖尿病，若能早期发现，坚持长期治疗、生活规律、饮食控制，则预后较好，可及早防治各种并发症。

肾 炎

"肾炎"顾名思义就是肾脏发生了炎症反应，但是与其他脏器的炎症是不同的，是一种免疫性疾病，是免疫介导的炎性反应。肾炎种类很多，根据发病原因可分为原发性肾小球肾炎和继发性肾小球肾炎。按照发病时间来划分，可分为急性肾炎与慢性肾炎。大多数急性肾小球肾炎在发病前一个月有先驱感染史，如化脓性扁桃体炎，起病突然，伴高烧，但也可隐性缓慢起病，起病时多从少尿开始，或逐渐少尿，甚至无尿，可同时伴有肉眼血尿，持续时间不等，约半数病人在开始少尿时出现水肿，以面部及下身为重，水肿一旦出现则难以消退。急性肾炎者迁延一年以上可转成慢性肾炎。

 选用穴区

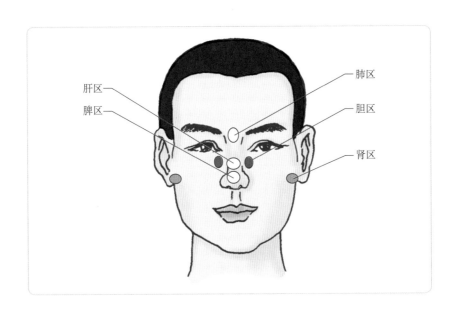

按摩方法

Step 1 放松面部

在面部均匀涂抹按摩乳等介质，用拂法和拇指平推法使面部放松并产生温热感。

Step 2 点揉肾区

中指揉、点肾区3～5分钟，每分钟60～100次，直到局部产生温热感为止。

Step 3 点按脾区、肺区、肝区、胆区

点按脾区、肺区、肝区、胆区各3～5分钟，每分钟100～200次，直到局部产生酸痛感为止，再做面部放松，结束治疗。

专家点评

肾炎患者多有水肿，起初肿多见于头面，由上至下，延及全身，或上半身肿甚，肿处皮肤绷紧光亮，按之凹陷即起；病程长久者，其肿多先起于下肢，由下而上，渐及全身，或腰以下肿甚，肿处皮肤松弛，按之凹陷不易恢复，甚则按之如泥。

耳穴：肾脏穴区（位于耳甲艇上半部，对耳轮上、下脚分叉处的下方）色白多主虚、主寒、主燥，色黄多主湿，色红赤多主热，色青黑多主寒、主湿、主瘀、主滞。①急性肾炎：肾穴区呈点、片状红色或红晕，部分患者肾穴区呈丘疹状红色，均有光泽，伴膀胱穴点、片状红晕；内分泌穴点状红晕或暗红色，均有光泽。②慢性肾炎：肾穴区呈点、片状白色或暗红色皱褶，少数呈白色或暗灰色丘疹状，伴膀胱穴区点、片状暗红或丘疹；内分泌穴点、片状暗灰色，心穴区还可出现环形皱褶。

肾病较轻的病人经常在颧部和额部呈现黑色。鼻基水平线的两端延长线与太阳穴垂直线的交点就是肾病的色部中心，肾病大部分都以这一中心向周围扩散或抟聚，此区淡黑虚浮多属于肾阳虚引起的虚寒证，焦黑消瘦多属于肾阴虚引起的虚热证。

贴心提示

肾炎是一个慢性病，但未必是终生病，也不像癌症那样会迅速恶化导致死亡。

1 要正确认识疾病，对于它的危害性、发展的过程以及最终可能造成的结果心里要有底，精神上要放下恐惧，不要无谓的恐慌，然后制定出一个适合自己的治疗和调理方案，并严格按照这个方案去执行。

2 在平时的生活中尽量改变自己的性格，让自己远离忧虑，靠近开心，远离消极和恐惧，靠近积极和平衡，不应该过度疲劳，尤应节制房室。

3 应吃无盐饮食，待肿势渐退后，逐步改为低盐，最后恢复普通饮食。忌食辛辣、烟酒等刺激性食物。如果是因为营养障碍致肿者，就不必过于强调忌盐，而应适量进食富于营养的蛋白质类饮食。

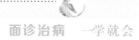

阳 痿

阳痿是指青壮年男子由于各种原因造成阴茎不举，或者勃起不坚，不能进行正常性交的一种病证，也是导致男性不育的原因之一。阳痿大多数是由于神经系统功能失常而引起，体格检查一般没有明显的病理体征，生殖器官发育和第二性征方面都正常。神经系统的器质性病变，如肿瘤、损伤、炎症，内分泌系统疾病，双侧隐睾和睾丸发育不全，以及尿道下裂、阴茎局部病变等也可导致本病的发生。

中医认为，本病主要由体质虚弱所致，可因禀赋不足、少年手淫、肾气受伤，或者过早婚育、房事过度、纵欲竭精、真阳衰微，以致阳事不举；也可因思虑过度、损伤心脾，以致气血不足，水谷精微无以化生，宗筋失养而成。另外，阳痿还与人的情志、饮食有关，若情志不遂，忧思郁怒，肝失条达，宗筋无力，或惊恐伤肾，肾气亏损，则作强不能，阳事不举，或举而不坚；若过食醇酒厚味，积滞不化，脾胃受损，运化失常，聚湿生热，湿热下迫，也可以造成阳痿。

 选用穴区

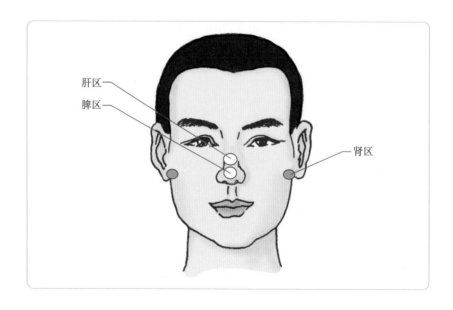

按摩方法

 专家点评

 放松面部

在面部均匀涂抹按摩乳等介质，用拂法和拇指平推法使面部放松并产生温热感。

点揉肾区

中指揉、点肾区3～5分钟，每分钟60～100次，直到局部产生温热感为止。

点按脾区、肝区

点按脾区、肝区各3～5分钟，每分钟100～200次，直到局部产生酸痛感为止，再做面部放松，结束治疗。

肾区（即两颊，或两颧骨附近，或两颐周围）的气色灰暗、灰褐，甚至有色素沉着，主长期房事劳伤，病程较久者，色素沉着逐渐加深；眼睑晦暗多属肾虚；鼻色青者，可能为肾亏征兆；鼻色黑为劳，鼻色黑而枯燥者多为房劳或虚劳；肾虚者不但肾区黑暗，严重者鼻下端、鼻中隔与人中交接处泛红或青暗。

另一个观察区域是人中，如果人中颜色灰暗失荣，没有光泽，主肾气虚寒，多见于阳痿。

阳痿而兼见面色发白，畏寒肢冷，阴囊阴茎冷缩，或局部冷湿，精液清稀冰冷，舌淡，苔薄白者，为阳虚；阳痿而兼见烦躁易怒，口苦咽干，小便黄赤，舌质红，苔黄腻者，为湿热。

贴心提示

1 自我康复。平时可多按压或艾灸关元、气海、三阴交等穴位。每天用热水泡脚后，躺在床上闭目把自己的双手搓热，上下按摩腰部，直至腰部发热且向内传导，前后搓揉脚心涌泉穴，直至脚心发热。

2 日常注意。平时要起居有节，劳逸结合，心情愉快，节制房事。阳痿由房劳过度引起者，应清心寡欲，戒除手淫；因全身衰弱、营养不良或身心过劳引起者，应适当增加营养或注意劳逸结合，节制性欲；由精神因素引起者，应调节好精神情绪；由器质性病变引起者，应积极治疗原发病；由药物影响性功能而致者，应立即停用。要树立战胜疾病的信心，适当进行体育锻炼，夫妻暂时分床和相互关怀体贴，这些都有辅助治疗作用。

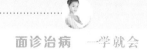

前 列 腺 炎

前列腺炎是指各种因素导致前列腺急性或慢性的炎症，是中青年男性的一种常见病、多发病，往往与后尿道炎、精囊炎等同时发生。临床上有急性和慢性、细菌性和非细菌性、特异性和非特异性的区别，其中慢性、非特异性前列腺炎最多见。临床上主要表现为尿道口有白色黏液溢出，尤其以大便之后明显；排尿频繁，下腹部、会阴部或者阴囊部位疼痛，有时见血尿，严重者伴有阳痿、早泄、血精、遗精及全身乏力、精神疲倦等症状。

前列腺炎属中医"淋证""尿浊""白淫""精浊"等病证范畴。本病多因饮食不节，饮酒过度，嗜食辛辣，生活起居不慎，导致脾胃运化失常，湿热内蕴，下注膀胱，出现尿频、尿急、尿痛等下焦湿热表现。由于肝失条达，气血失和，经脉不利，膀胱气化失司，而致水液运行失常。急性期实证多，如果急性前列腺炎日久失治，或因房劳不节，忍精不泄，或有手淫恶习，劳伤肾精而转成慢性者，多属肾阴耗伤，如果阴损及阳，也可导致命门火衰。

 选用穴区

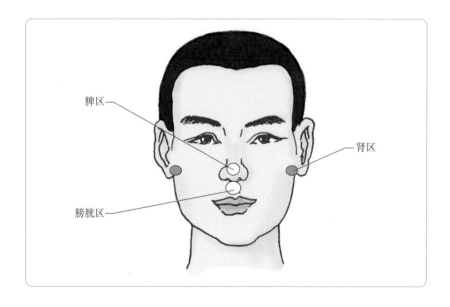

脾区

肾区

膀胱区

按摩方法

 放松面部

在面部均匀涂抹按摩乳等介质，用拂法和拇指平推法使面部放松并产生温热感。

 点揉膀胱区

中指揉、点膀胱区3～5分钟，每分钟60～100次，直到局部产生温热感为止。

 点按肾区、脾区

点按肾区、脾区各3～5分钟，每分钟100～200次，直到局部产生酸痛感为止。最后做面部放松，结束治疗。

 专家点评

耳穴：前列腺、尿道穴可见片状红润。

眼穴：肾区、下焦区可见粗大络脉。

 贴心提示

1 避免受凉，因为受凉之后可以引起交感神经兴奋性增高，使尿道内压力增高，前列腺也会因之收缩而造成排泄障碍，产生淤积充血，往往使病情反复或加重。

2 注意饮食，少吃辛辣油腻烧烤食品，少吸烟，少饮酒。

3 保持心情舒畅，注意劳逸结合，避免久坐，否则会影响局部血液循环，性生活不要过于频繁，不要中断性交、忍精不射。

4 积极参加锻炼，预防和治疗身体其他部位的感染，如扁桃体炎、结肠炎等。

痔 疮

痔疮是直肠末端黏膜下、肛管和肛门缘皮下的静脉丛发生扩大、曲张所形成的柔软的静脉团；或者因肛门缘皱襞发炎、肥大而导致结缔组织增生；或者因肛门静脉破裂、血液瘀滞而形成血栓。痔疮是现代社会成人多发病，俗话说"十人九痔"，根据有关资料统计，痔疮发病率高达 60%~70%，任何年龄都会发生，临床上以 20~40 岁最常见。

根据发生部位的不同，痔可以分为内痔、外痔和混合痔 3 种。痔核位于肛门齿状线以上者称为内痔，位于肛门齿状线以下者称为外痔，二者都有的称为混合痔。痔疮的临床表现有患处作痛、便血，严重时，痔核会突出肛门外，排便后才缩回。如果肛门部位经常或间断地流脓，肛门潮湿、瘙痒或疼痛，这就提示可能得了肛瘘。

痔疮的发病原因很多，久坐、久站、劳累等使人体长时间处于一种固定体位，从而影响血液循环，使盆腔内血流缓慢和腹内脏器充血，因而引起痔静脉过度充盈、曲张、隆起，静脉壁张力下降，发生痔疮，这是发病的重要原因之一。若运动不足，肠蠕动减慢，粪便下行迟缓或因习惯性便秘，从而压迫静脉，使局部充血和血液回流障碍，引起痔静脉内压升高，静脉壁抵抗力降低，也会导致痔疮发病率增高。根据临床观察和统计普查结果分析，不同职业人群的患病率有非常显著的差异，机关干部、汽车司机、售货员、教师的患病率明显高于其他职业。

痔疮这种病，很多人都有，严重程度各不相同。程度轻的只是给人的日常生活带来不便；程度重的则会严重影响健康。例如便血时间很久，就会导致不同程度的贫血，甚至出血性休克，危及生命；痔疮坏死、感染严重时，可经过血液系统引起全身感染，带来严重的后果。因此，患了痔疮，要积极应对。

选用穴区

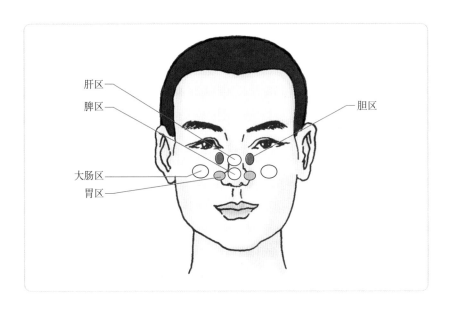

肝区
脾区
胆区
大肠区
胃区

 ## 按摩方法

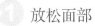 **放松面部**

在面部均匀涂抹按摩乳等介质，用拂法和拇指平推法使面部放松并产生温热感。

揉大肠区

中指揉大肠区 3 ~ 5 分钟，每分钟 60 ~ 100 次，直到局部产生温热感为止。

点按肝区、胆区、脾区、胃区

点按肝区、胆区、脾区、胃区 3 ~ 5 分钟，每分钟 100 ~ 200 次，直到局部产生酸痛感为止。最后做面部放松。

❶ 白睛痔征

指白眼珠上5、6点间部位附近有由下向上行走的扩张、弯曲、充血的血管，颜色有鲜红、淡红、红中带黄、红中带黑等，根据这个表现可诊断痔疮。痔征出现在左眼，表示肛门左侧有痔核；出现在右眼，表示肛门右侧有痔核。痔征出现1条，并且末端没有分枝，表明只有1个痔核；末端有分枝，或在同一位置出现2条痔征的，表明有2个痔核；痔征的条数多，或分枝多，表明痔核的个数也多。痔征细小，不甚曲张，不甚明显，表示痔核小；痔征粗，且曲张有力者，表示痔核大。痔征的根部特别膨胀，或数条并在一起者，表明痔核有脱垂的现象。

❷ 唇系带痔征

上唇系带上出现一个或多个大小不等、形状不一的赘生物（结节或条索），表面呈灰白或粉红色，提示有痔瘘存在。结节在唇系带正中线上的，多是外痔；结节在唇系带旁边的，多为内痔。结节在左侧的，提示痔核多发生在肛门的左侧；在右侧的，提示痔核多发生在肛门的右侧。结节在唇系带正中上1/3部位的，提示痔核多靠近4～8点位置；结节在唇系带正中下1/3部位的，提示痔核多靠近10～2点位置。条索的出现，提示有瘘管形成。条索越接近唇系带正中线，提示瘘管越靠近肛门外围；离中线越远，则提示瘘管的管径越深。唇系带上结节、条索的多少与痔核、瘘管的数量多少也是相对应的。结节色白而硬，表示痔核生长时间较长；结节色红而软，表示痔核刚形成或生长时间短；若结节红的多，白的少，外形松软，表示肛门括约肌松弛，或因痔核引起脱肛。老年人，往往痔核、脱肛同时存在，在唇系带上出现深红色结节，结节上微显白色；而小孩在唇系带上的反映比老年人更显著。

耳穴：肛门穴凹凸不平，有点状隆起，或点状片状红润、充血。

眼穴：肺、大肠区可见粗大络脉，呈鲜红或紫红色。

除了良好的生活规律和饮食习惯，我们还应养成良好的卫生习惯，只要在日常生活中认真去做，就可以预防和减少痔疮的发生，即使是已经患有痔疮的病人，也可以使其症状减轻，减少和防止痔疮的发作：

1.收缩肛门。每天有意识地做3～5次肛门收缩，可增强括约肌功能，促进局部血液循环。

2.按摩肛门。肛门按摩可改善局部血液循环，预防痔疮的发生。

3.坐浴。便后用热水坐浴，既可以洗净肛门皮肤皱褶内的污物，也可以促进局部血液循环，对保持肛门部的清洁和生理功能具有重要作用。

痤 疮

痤疮就是我们通常所说的"粉刺""青春痘"，是一种毛囊皮脂腺的慢性炎症。好发于青年男女的脸部和胸背部，一般男多于女。本病病因尚未完全明确，可能与内分泌障碍、细菌感染、代谢紊乱、胃肠功能障碍等有关。临床表现为脸部、胸背部分散出现的毛囊性丘疹，部分丘疹顶部可见小脓疱，破溃痊愈后会遗留色素沉着或凹陷性的疤痕，严重的还会形成结节或囊肿，常伴有皮肤油脂多、毛孔粗大。本病病程缠绵，往往此起彼伏，有的可能迁延几年甚至十几年，一般到30岁左右可逐渐痊愈。

中医称本病为肺风粉刺、面疮，通常分为以下几种类型：肺经风热熏蒸，蕴阻肌肤而成者，是肺经风热型；过食油腻辛辣食物，生湿生热，结于脾胃，湿热秽浊熏蒸于上，阻于肌肤而成者，是脾胃湿热型；患病时间很长，脾失运化，湿聚成痰，痰瘀互阻，凝滞肌肤，则成为痰瘀凝结型。

 选用穴区

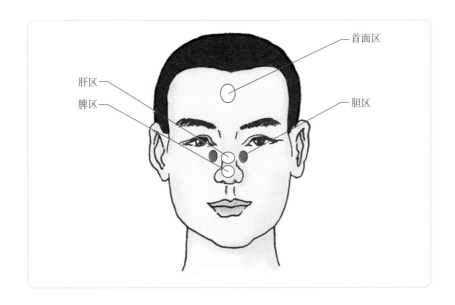

按摩方法

Step 1 放松面部

在面部均匀涂抹按摩乳等介质，用拂法和拇指平推法使面部放松并产生温热感。

Step 2 点揉首面区

中指揉、点首面区3～5分钟，每分钟60～100次，直到局部产生温热感为止。

Step 3 点按肝区、胆区、脾区

点按肝区、胆区、脾区3～5分钟，每分钟100～200次，直到局部产生酸痛感为止。最后做面部放松。

专家点评

本病主要发生在脸部，尤其是前额、双颊和颈部，其次是胸部、背部和肩部。最初的皮肤损害表现为与毛囊口一致的黄白色或顶端呈黄白色小点的圆锥形丘疹，这就是所谓的"粉刺"。粉刺分为黑头粉刺和白头粉刺两种：白头粉刺又叫闭合性粉刺，外观为稍稍突起的白头，开口不明显，不容易挤出脂栓；黑头粉刺又叫开放性粉刺，外观为或大或小的黑点，位于毛囊口的顶端，用手指挤压可见到黄白色脂栓排出。随着病情的发展，粉刺周围在炎症反应和微生物或毛囊虫的作用下，形成炎症性丘疹，继续发展或继发感染时则丘疹炎症明显，顶端出现米粒到豌豆大的小脓疱，破溃或吸收后遗留暂时性色素沉着或小凹坑状疤痕。如果炎症继续扩大或深入，就会形成大小不等的结节，深居皮下或略高于皮肤表面，颜色淡红、暗红不等。这种损害可长期存在或逐渐吸收，并可化脓破溃，最后形成疤痕。

另外，痤疮发生在不同的部位，也代表相应位置的脏腑功能出现了问题，如长在前额，代表心火旺；长在鼻头处，说明胃热比较重，或消化系统有问题；若长在脸颊上，可能是肺热较重；长在下巴上，表示肾功能受损或内分泌失调，女孩子在下巴周围长痘痘或许是因为月经不调所引起的。

贴心提示

1. 注意饮食，少吃高脂肪、高糖分、刺激性强的食物；少喝可乐、茶、咖啡及含酒精的饮料。
2. 常用温水和硫黄皂或者硼酸皂洗脸。
3. 不要挤捏粉刺，可使用痤疮针压出，最好去医院由专业医师进行操作。
4. 不要随便使用外用药物，尤其是不要用含皮质类固醇激素的药。
5. 治疗期间忌用油性化妆品以及含有粉质的化妆品，以免堵塞毛孔，加重病情。
6. 避免长期精神紧张，注意劳逸结合。保证睡眠时间，放松面部肌肉，给予皮肤自我修复的时间。

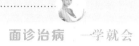
颈 椎 病

颈椎病又叫颈椎综合征，是由于外伤、劳损、外感风寒湿等原因所致的颈部曲线改变，以及椎间盘、关节、韧带的退行性变，引起颈椎的内外平衡失调，刺激或压迫颈部血管、神经、脊髓而产生的一系列症状，多见于中老年人。现代人由于长期伏案面对电脑工作或游戏，缺乏运动和放松，颈椎病的症状正逐渐在越来越年轻的人群中出现。

临床上根据颈椎病症状、损伤部位和组织的不同，将其分为颈型、神经根型、脊髓型、交感神经型及椎动脉型5种。临床表现为颈项、肩、臂麻木疼痛，颈部活动受限，可放射到肩、上臂和前臂，伴有眩晕、恶心、呕吐、耳聋、耳鸣、视物不清等症状。

本病和中医的"痹证""痿证""项强"等病类似，多因为外伤或感受风寒湿邪，劳伤筋骨，气血虚弱或痰阻所致。中医根据颈椎病的发病机理和临床症状，将其分为痹痛型、眩晕型和痉症型3种类型。若筋骨虚寒、风寒湿邪乘虚而入，则发为痹痛型，主要表现为上肢窜痛、麻木；若肝阳上亢、气血亏虚或痰湿中阻，则发为眩晕型，以眩晕为特征；若肝肾亏虚、筋脉失养，则发为痉症型，以手足拘挛为特征。

 选用穴区

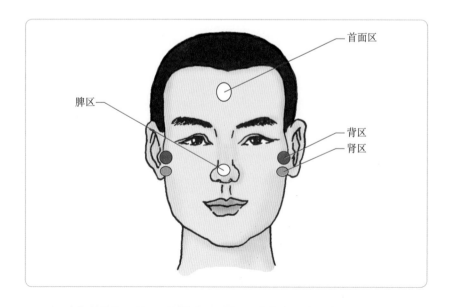

按摩方法

 放松面部

在面部均匀涂抹按摩乳等介质，用拂法和拇指平推法使面部放松并产生温热感。

 点揉背区

中指揉、点背区 3 ~ 5 分钟，每分钟 60 ~ 100 次，直到局部产生温热感为止。

 点按首面区、肾区、脾区

点按首面区、肾区、脾区各 3 ~ 5 分钟，每分钟 100 ~ 200 次，直到局部产生酸痛感为止。最后做面部放松，结束治疗。

 专家点评

耳穴：颈椎部呈结节状，串珠状隆起。

眼穴：上焦区、膀胱区可有粗大络脉。

 贴心提示

1. 自我康复。患者坐或站立，用双手食指、中指、无名指分别拨动颈椎棘突左右各旁开 1.5 寸的软组织 5 分钟；做颈部的前屈、后伸、左右侧弯、左右旋转运动，每个方向各 20 次。活动时，速度不要太快，幅度按实际情况逐步增加。之后，再按揉颈椎两侧的软组织 5 分钟。大幅度摇动肩关节，两侧交替进行，正反方向各做 20 次。头晕、头胀者，按揉内关、足三里穴各 30 秒；胸闷不舒服者，按揉内关、膻中穴各 30 秒，再用手掌面贴在心前区，做顺时针的环状揉动 5 分钟；有下半身症状者，锻炼下蹲、起立的动作，运动的次数根据自己的实际情况逐步增加。

2. 日常注意。避免长期伏案工作，减少颈部疲劳，避免颈部剧烈运动和快速旋转；颈项部注意保暖，急性期的时候可以用颈托；睡觉时可以采取低枕平卧的方式。

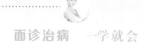

腰 肌 劳 损

腰肌劳损是因为急性腰扭伤没有及时治疗、损伤未修复或反复多次腰肌损伤所导致。临床表现以腰部疼痛间歇性或持续性发作、阴雨天加重为特点。

慢性腰肌劳损是腰腿痛中最常见的原因之一。患者多有腰部劳损史，或急性腰扭伤后没有彻底治疗而转为慢性腰痛，腰椎畸形的人也容易发生腰肌劳损。患者腰部僵硬、酸痛，可向臀部或下肢放射，早晨起床后症状比较明显，轻微活动后减轻，劳累后加重。腰部外形正常，活动往往没有异常，按压、叩击腰部反而感觉舒服。中医认为，久立伤骨，久行伤筋，剧烈运动或持物不当，跌、扑、闪、挫、牵拉等原因引起筋脉损伤、气血运行受阻，可造成组织劳损，或有筋膜松弛，或有瘀血凝滞，或有细微损裂，以致腰痛缠绵难愈。

 选用穴区

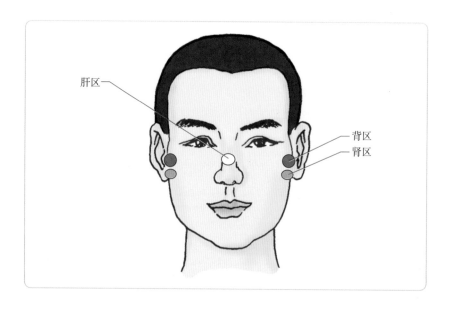

按摩方法

1 放松面部

在面部均匀涂抹按摩乳等介质，用拂法和拇指平推法使面部放松并产生温热感。

2 点揉背区

中指揉、点背区 3 ~ 5 分钟，每分钟 60 ~ 100 次，直到局部产生温热感为止。

3 点按肝区、肾区

点按肝区、肾区各 3 ~ 5 分钟，每分钟 100 ~ 200 次，直到局部产生酸痛感为止。最后做面部放松，结束治疗。

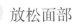 **专家点评**

耳穴：腰椎部有白色、串珠状或条索状隆起。
眼穴：肾区、下焦区络脉粗大，色鲜红或暗红。

贴心提示

1. 自我康复。①双手握拳，用掌指关节揉腰椎两侧部位上下 20 次，酸痛部位可以适当增加揉动时间。②仰卧在床上，两手放在身体两侧，腹部、臀部向上抬起到最大限度，使腰、臀离开床面，维持数秒到 30 秒，放下。抬起和放下的动作都要缓慢进行。

2. 日常注意。①在平时的活动中，注意不要在身体感觉发热出汗时脱衣服，更不能出汗时吹风，以免感受风寒。②对腰部的急性损伤，要积极进行治疗，力争早日康复，不要拖延病情而转成慢性病。③尽可能避免站立负重的工作，最好睡硬板床。

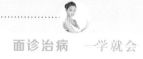

肩 周 炎

　　肩周炎的全称是"肩关节周围炎"，是关节囊和关节周围组织的一种退行性变和炎症反应。以 40 ~ 60 岁年龄段发病者居多，女性多于男性。患者起病比较缓慢，多数人没有明显损伤史，主要表现为肩痛和功能障碍。肩痛的程度和性质可能有比较大的差异，有的人表现为钝痛，有的人出现刀割样痛，可放射至颈或前臂，并因运动而加重，疼痛昼轻夜重，常因此而痛醒。肩关节功能障碍起初是因为疼痛而不敢活动，以后则是因关节粘连所致，患者梳头、穿衣服等动作都难以完成。患病时间较长者，可见肩部肌肉萎缩。

　　本病中医称"漏肩风""肩凝"。由于中老年人肝肾不足、气血渐亏，加上外伤或肩部长期劳损，或肩部露卧当风，感受风寒湿邪，致使肩部气血凝滞，筋失濡养，经脉拘急而引起本病。所以，风寒湿邪侵袭、劳损是本病的外因，气血虚弱、血不荣筋是本病的内因。

 选用穴区

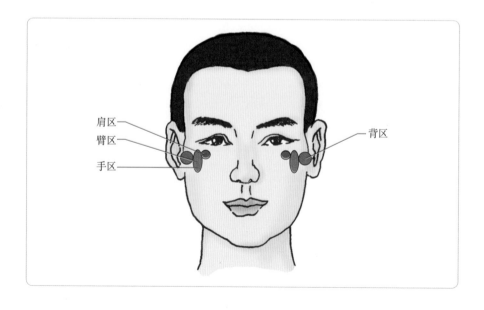

按摩方法

 放松面部

在面部均匀涂抹按摩乳等介质，用拂法和拇指平推法使面部放松并产生温热感。

 点揉肩区

中指揉、点肩区3～5分钟，每分钟60～100次，直到局部产生温热感为止。

 点按臂区、背区、手区

点按臂区、背区、手区各3～5分钟，每分钟100～200次，直到局部产生酸痛感为止。最后做面部放松，结束治疗。

 专家点评

耳穴：肩穴有片状红晕，充血或片状隆起。

眼穴：上焦区可见粗大络脉，色鲜红。

 贴心提示

1. 自我康复。①蝎子爬墙：面对墙壁，两脚自然分开站立，肘关节弯曲，两手五指张开扶在墙上，两手或单手用力缓慢向上爬。②双手托天：两脚平行分开，与肩同宽，双手十指交叉，掌心向上置于小腹前。反掌上举，掌心向上，同时抬头，眼看手背高度逐渐增加，以患侧不痛为度。

2. 日常注意。①平时加强体育锻炼，比如练太极拳或甩手，增加肩关节的活动。②局部注意保暖，睡卧时应穿内衣，肩部不要露在被子外，以免肩部受寒。③患肩不能过分静止不动，急性期可以做适当的轻度活动，慢性期则应进行适当的功能锻炼。

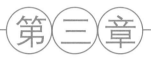

第三章

用心呵护妇幼健康

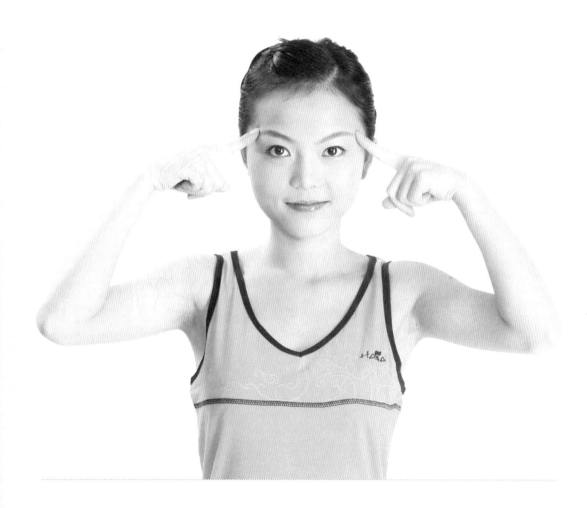

妇科常见病症

闭　经

　　女子年逾16周岁，月经尚未来潮，或者月经来潮后又中断6个月以上者，称为"闭经"。前者称原发性闭经，后者称继发性闭经。古称"女子不月""月事不来""经闭"等。

 选用穴区

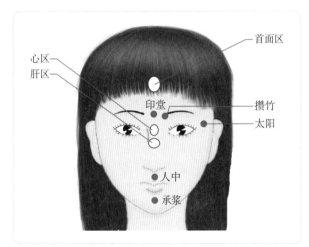
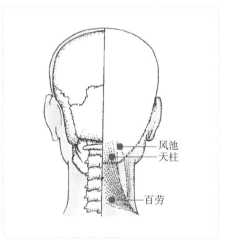
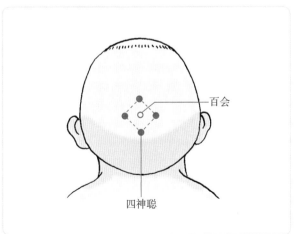
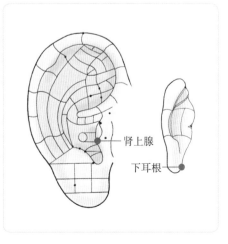

按摩方法

Step 1 按压百会、天柱

按压百会、天柱各 50 次，力度稍轻，平稳。

Step 2 按揉太阳、百劳、印堂、四神聪

按揉太阳、百劳、印堂、四神聪各 30 次。

Step 3 点按人中、承浆

点按人中、承浆各 50 次。

Step 4 按揉首面区、心区、肝区

按揉首面区、心区、肝区各 50 ~ 100 次。

Step 5 分推攒竹

用双手拇指螺纹面分推攒竹，至两侧太阳穴，30 ~ 50 次。

Step 6 推印堂

用双手拇指桡侧缘交替推印堂至神庭 30 次。

Step 7 拿捏风池穴

用力拿捏风池穴 10 次，以局部产生强烈酸胀感为佳。

Step 8 拿捏头部

由前至后用五指拿捏头顶，至头后部改用三指拿捏，顺势由上至下拿捏项部肌肉 3 ~ 5 次。

Step 9 推按下耳根穴（耳穴）

推按下耳根穴 6 分钟，频率为每分钟 90 次，手法力度适中。

棒推肾上腺穴（耳穴）

棒推肾上腺穴5分钟，频率为每分钟120次，力度要柔和。

摇耳

摇耳5分钟，酌情用力，频率每分钟60次。

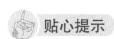

专家点评

眼外眦下三角区有单纯性的血管增生，或者眼外眦上方（脑部神经区）出现钩状血管弯曲，角膜边缘带有不规则的半月状棕色色素沉积。

人中颜色淡白而干枯，多提示血枯闭经。

人中沟道浅而平坦狭窄者提示后天子宫萎缩，质硬，活动较差，常表现为月经紊乱，月经量逐渐减少甚至出现闭经。

女性鼻翼两侧皮肤发深红色，是闭经的表现。

贴心提示

寒凝经闭者禁忌饮冷，尤其在经期不宜食用寒性食品，如柿子、冷饮等；血瘀经闭者宜食活血化瘀之品，如桃花、山楂等，不宜食酸辣等刺激性食物；先天禀赋不足致经闭者，可以食用一些滋补食品，如牛奶、核桃等。闭经而肥胖者宜食薏苡仁、山药等。不能暴饮暴食损伤脾胃。

崩　漏

　　崩漏是指经血非时暴下不止或淋漓不尽，前者谓之崩中，后者谓之漏下。崩与漏的出血情况虽然不同，然二者常交替出现，且其病因病机基本一致，故概称崩漏。本病属妇科常见病，也是疑难急重病症。是因肾－天癸－冲任－胞宫生殖轴的严重紊乱，引起月经的周期、经期、经量的严重失调，可导致不孕症。

 选用穴区

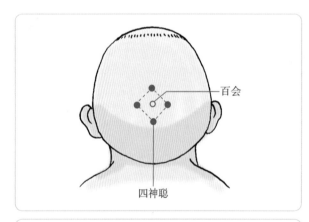

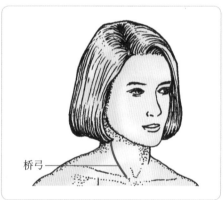

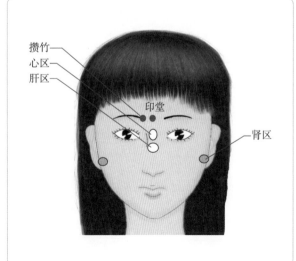

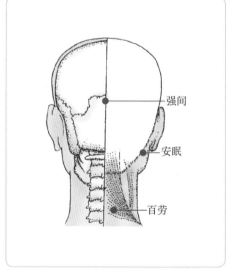

按摩方法

1 推印堂

用双手拇指桡侧缘交替推印堂至神庭30次。

2 分推攒竹

用双手拇指螺纹面分推攒竹，至两侧太阳穴30次。

3 按揉百会、强间、印堂、四神聪、百劳、安眠

用手指螺纹面按揉百会、强间、印堂、四神聪、百劳、安眠各100次。

4 按揉心区、肝区、肾区

按揉心区、肝区、肾区各100次。

5 推桥弓

用手指螺纹面向下直推桥弓，先左后右，每侧10～20次。

6 按揉或拿捏风池穴

按揉或拿捏风池穴10～20次，以局部产生轻微的酸胀感为宜。

7 按揉太阳穴

用双手螺纹面从前额正中线抹向两侧，在太阳穴处按揉3～5次，再推向耳后，并顺势向下推至颈部，连做3遍。

8 指振心区（耳穴）

指振心区3分钟，频率为每分钟60次，力度适中。

9 棒揉内分泌穴（耳穴）

棒揉内分泌穴6分钟，频率为每分钟90次，力度柔和。

10 棒推神门、肾、肾上腺穴（耳穴）

棒推神门、肾、肾上腺穴各3分钟，频率每分钟90次，力度柔和。

专家点评

人中上段鼻际处呈白色，为气虚崩漏的标志。

人中下段近唇际处潮红，多属血热崩漏，或为膀胱湿热之血淋。

贴心提示

平时应避免精神过度紧张、恐惧、过度劳累，并注意营养；宜避炎暑高热、涉水冒雨；忌进辛热燥血或寒凉凝血之药，忌食辛辣和生冷食物；经期或新产后忌性生活；出血期适当卧床休息，避免过度疲劳；注意外阴卫生；注意出血的期限、量、色、质的变化，若出血量多宜及时处理，以免发生危险。

痛 经

经行前后或正值经期，出现周期性小腹疼痛，或痛引腰骶，甚至剧痛昏厥者，称为"痛经"，亦称"经行腹痛"。

 选用穴区

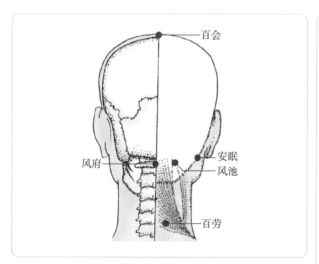

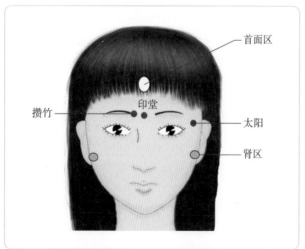

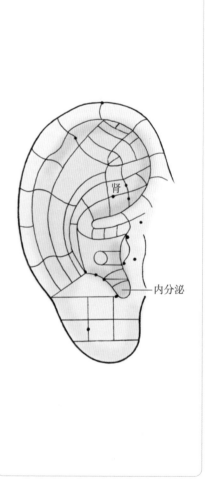

按摩方法

1 按揉太阳、印堂、百会、风府、安眠、百劳

按揉太阳、印堂、百会、风府、安眠、百劳各30 ～ 50次，力度以有胀痛感为宜。

2 按揉首面区、肾区

按揉首面区、肾区各50 ～ 100次，力度适中。

3 分推攒竹

用双手拇指螺纹面分推攒竹，至两侧太阳穴30 ～ 50次。

4 推印堂

用双手拇指桡侧缘交替推印堂至囟会30 ～ 50次。

5 拿捏风池穴

拿捏风池穴10 ～ 20次。

6 棒揉内分泌穴（耳穴）

棒揉内分泌穴3分钟，频率为每分钟75次，力度柔和。

7 指振肾穴（耳穴）

指振肾穴1分钟，频率为每分钟180次，力度以轻柔为主。

 专家点评

人中呈现紫红色，为瘀热痛经的信号。

人中呈现青色，多为寒性痛经。

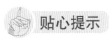 **贴心提示**

经前和经期忌食生冷寒凉之品，以免寒凝血瘀，加重痛经；月经量多者，不宜食用辛辣香燥之物，以免热迫血行，出血更甚。加强体育锻炼，增强身体素质，注意劳逸结合。保持心情舒畅，注意经期卫生，经期禁房事。

带 下 异 常

带下异常是指带下量明显增多或减少，色、质、气味发生异常，或伴有全身或局部症状者。

 选用穴区

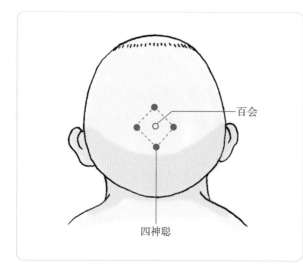

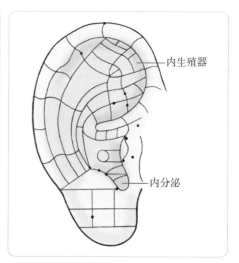

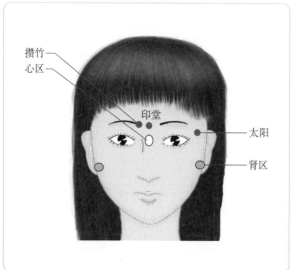

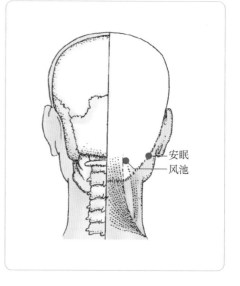

按摩方法

1 按揉太阳穴

按揉两侧太阳穴各 30 ~ 50 次。

2 按揉百会、四神聪、安眠、肾区、心区

按揉百会、四神聪、安眠、肾区、心区各 30 ~ 50 次，力度以产生局部胀痛感为度。

3 推印堂

用双手拇指桡侧缘交替推印堂至神庭 30 ~ 50 次。

4 分推攒竹

用双手拇指螺纹面分推攒竹至两侧太阳穴 30 ~ 50 次。

5 扫散头部两侧胆经

用拇指桡侧缘，扫散头部两侧胆经各 30 ~ 50 次。

6 拿捏风池穴

拿捏风池穴 10 ~ 20 次，力度要轻柔。

7 棒揉内分泌穴（耳穴）

棒揉内分泌穴 3 分钟，频率为每分钟 60 次，力度适中。

8 指推内生殖器穴（耳穴）

指推内生殖器穴 3 分钟，频率为每分钟 90 次，力度适中。

 专家点评

眼睛内眦呈现淡白色，并且女性的三角区表现为淡白色，还有充血现象发生，这些现象说明患者可能有带下异常。

眼睛虹膜呈半月环浸润，并且三角区呈现深红色，也有充血现象发生，这些提醒患者可能有带下异常。

贴心提示

宜食用清淡易于消化且有营养的食物。少食或不食辛辣刺激性的食物，如辣椒、烟酒、胡椒等；饮食要有节制，不能暴饮暴食损伤脾胃功能。带下病人要注意外阴清洁，内裤要用质地柔软的布类织物，要勤换洗，日光下晒。

乳 腺 增 生

乳腺增生也称慢性囊性乳腺病，是乳腺间质的良性增生，增生可发生于乳腺周围并伴有大小不等的囊肿形成，也可发生在腺管内而表现为上皮的乳头样增生，伴有乳管囊性扩张，另一类是小叶实质增生。本病是妇女常见病之一，多发于30～50岁的女性，临床特点是乳房胀痛、乳房肿块、乳头溢液。属中医"乳癖"的范畴。

 选用穴区

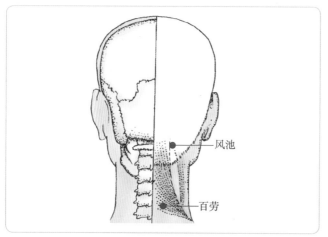

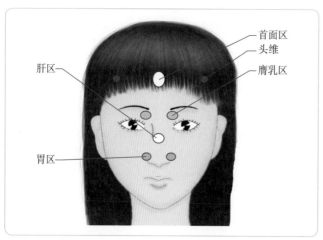

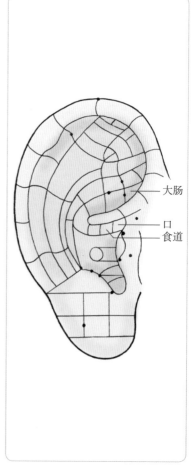

按摩方法

① 按揉百劳、头维

按揉百劳、头维各 100 ~ 200 次。

② 拿捏风池穴

拿捏风池穴 20 ~ 30 次，以局部产生酸胀感为佳。

③ 棒点口穴、食道穴（耳穴）

棒点口穴、食道穴各 6 分钟，频率每分钟 180 次，力度要轻缓柔和。

④ 按揉首面区、肝区、胃区、膺乳区

按揉首面区、肝区、胃区、膺乳区各 50 ~ 100 次，力度适中。

⑤ 揉耳部的兴奋点、大肠穴（耳穴）

以双手食指端和拇指端捏揉或招揉耳部的兴奋点、大肠穴等各 2 分钟。

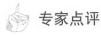 **专家点评**

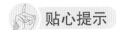 **贴心提示**

女性的眼睛内侧上方眼皮处有明显的皮肤肿块，是乳腺增生的信号。

此病由内分泌紊乱引起，乳房肿块和疼痛随月经周期而变化，与情志不畅、冲任失调、痰瘀凝结有关，所以要保持心情舒畅，切忌愤怒、抑郁等情绪刺激。食疗方面既要配合补益肝肾、调节冲任的食品，又要兼用化痰消块的食物辅助治疗。

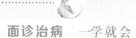
乳房纤维腺瘤

乳房纤维腺瘤是由乳腺组织和纤维结缔组织异常增生而形成的一种乳房良性肿瘤，是乳房良性肿瘤中最常见的一种，约占70%左右。好发于18～35岁的青壮年妇女，尤以25岁前多见。临床特点是乳中结核，形如丸卵，表面光滑，质地坚韧，推之可移。本病属中医的"乳核"范畴。

 选用穴区

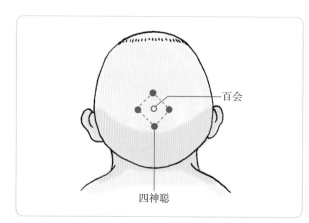

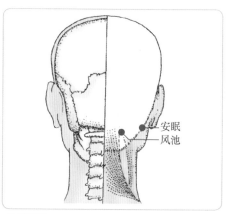

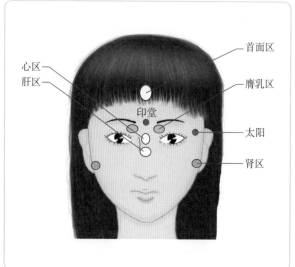

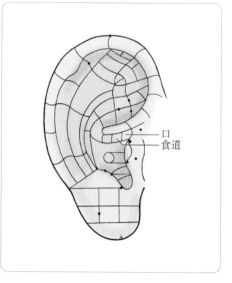

按摩方法

STEP 1 按揉太阳穴

按揉两侧太阳穴各 30 ~ 50 次。

STEP 2 按揉百会、四神聪、安眠、肾区、心区

按揉百会、四神聪、安眠、肾区、心区各 30 ~ 50 次，力度以产生局部胀痛感为度。

STEP 3 推印堂

用双手拇指桡侧缘交替推印堂至神庭 30 ~ 50 次。

STEP 4 拿捏风池穴

拿捏风池穴 20 ~ 30 次，以局部产生酸胀感为佳。

STEP 5 棒点口穴、食道穴（耳穴）

棒点口穴、食道穴各 6 分钟，频率每分钟 180 次，力度要轻缓柔和。

STEP 6 按揉首面区、肝区、膺乳区

按揉首面区、肝区、膺乳区各 50 ~ 100 次，力度适中。

 专家点评

眼睛虹膜内出现黑色斑块，预示患者可能患有乳房肿块。

眼睛虹膜形状发生不规则变形，同时伴有深色或者灰色的斑点，提示患者可能患有乳房肿块。

 贴心提示

注意调节情志，避免郁怒，保持乐观情绪；控制油腻、甜食及酸辣刺激性食物的摄入；定期自我检查，一旦发现乳内肿块应及时去医院治疗；手术切除肿块后，宜定期复查，至少不短于 3 ~ 5 年，若发现肿瘤复发应及时治疗。

子宫脱垂

子宫由正常位置向下移位，宫颈外口达坐骨棘水平以下，甚至子宫全部拖出于阴道口以外，称为"子宫脱垂"，又称"阴脱"。

 选用穴区

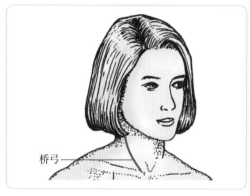

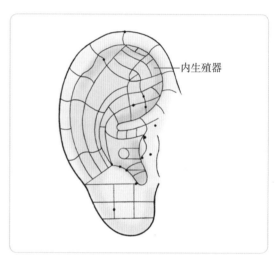

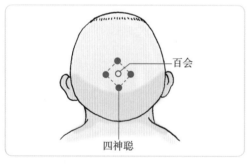

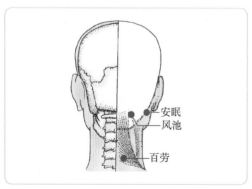

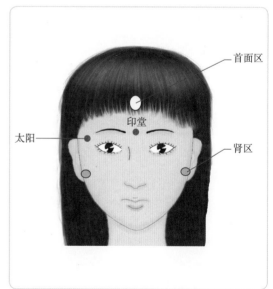

按摩方法

STEP 1　揉按太阳穴

揉按太阳穴 30 ~ 50 次，顺时针旋转。

STEP 2　按揉百会、四神聪、安眠、印堂、百劳

按揉百会、四神聪、安眠、印堂、百劳各 30 ~ 50 次。

STEP 3　按揉首面区、肾区

按揉首面区、肾区各 50 ~ 100 次。

STEP 4　推印堂

用双手拇指桡侧缘交替推印堂至囟会 30 ~ 50 次。

STEP 5　按揉或拿捏风池穴

按揉或拿捏风池穴 10 ~ 20 次。

STEP 6　推桥弓

用拇指推桥弓，先左后右，每侧 10 次。

STEP 7　指揉内生殖器穴（耳穴）

指揉内生殖器穴 5 分钟，频率为每分钟 90 次，力以偏重为宜。

STEP 8　弹外生殖器穴（耳穴）

弹外生殖器穴 5 分钟，酌情用力，频率为每分钟 120 次，以局部微痛为度。

STEP 9　棒推肾、肾上腺、子宫（耳穴）

棒推肾、肾上腺、子宫各 3 分钟，频率每分钟 75 次，力度轻缓柔和。

STEP 10　捏揉耳轮部

捏揉耳轮部 5 分钟，频率每分钟 90 次，力度要轻柔。

 专家点评

人中弛长往往可以作为诊断子宫下垂的依据。

贴心提示

1. 为使患者体质强壮，应当加强营养，多进高蛋白、高热量食物。

2. 为避免大便干结，排便时减少腹压，应当多摄入水分，多吃蔬菜和水果等粗纤维较多的食物。必要时喝一些蜂蜜可以通便。

子宫肌瘤

子宫肌瘤是女性生殖器最常见的良性肿瘤，也是人体最常见的肿瘤。子宫肌瘤由子宫平滑肌增生而成，其间有少量纤维结缔组织。本病多见于 30 ~ 50 岁妇女，以 40 ~ 50 岁最多见，20 岁以下少见。

选用穴区

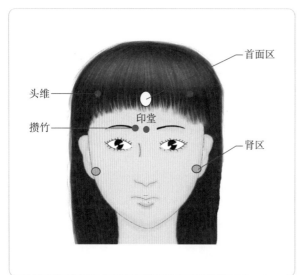

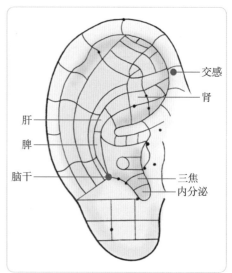

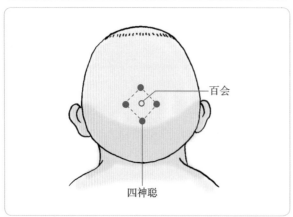

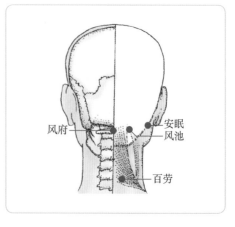

按摩方法

1 按揉百会、印堂、四神聪、百劳、风府、风池、头维

按揉百会、印堂、四神聪、百劳、风府、风池、头维各30～50次，以产生酸痛感为宜。

2 按揉首面区、肾区、安眠

按揉首面区、肾区、安眠各50～100次，力度适中。

3 推印堂

用双手拇指桡侧缘交替推印堂至神庭30～50次，力度以局部产生胀痛感为宜。

4 分推攒竹

用双手拇指螺纹面分推攒竹，经阳白穴，至两侧太阳穴，30次。

5 扫散头侧面

扫散头侧面左右各30～50次，力度以局部产生胀痛感为宜。

6 指点耳部交感穴（耳穴）

指点耳部交感穴5分钟，频率每分钟90次，力度偏重。

7 指揉耳部肾穴、肝穴、脾穴（耳穴）

指揉耳部肾穴、肝穴、脾穴各3分钟，频率每分钟75次，力度适中。

8 揉捏内分泌穴（耳穴）

揉捏内分泌穴3分钟，频率每分钟90次，力度轻缓柔和。

9 棒点三焦、脑干（耳穴）

棒点三焦、脑干各3分钟，频率每分钟75次，力度适中。

专家点评

外眦角下方出现一条深红色的血管，这提示患者可能有子宫肌瘤。

外眦角下方出现多条弯曲的并且不断向虹膜延伸的深色血管，这提示患者可能有子宫肌瘤。

贴心提示

进食海带、海藻、海蜇等海产品。这些食品既可以软坚散结，又有一定的抗肿瘤作用，对本病有利。

盆 腔 炎

　　盆腔炎是指女性上生殖道及其周围结缔组织的炎症，主要包括子宫内膜炎、输卵管炎、输卵管卵巢脓肿、盆腔腹膜炎。盆腔炎大多发生在性活跃期、育龄期的女性。

 选用穴区

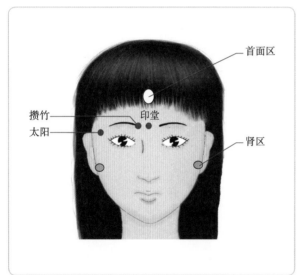

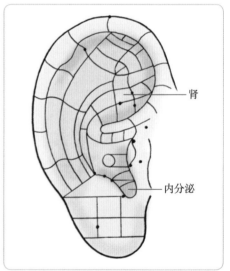

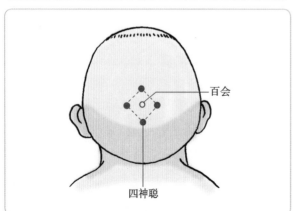

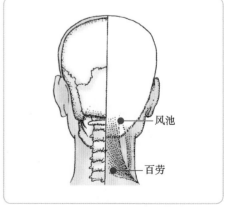

按摩方法

1 按揉太阳、百劳、印堂、百会、四神聪

按揉太阳、百劳、印堂、百会、四神聪各30次。

2 按揉首面区、肾区

按揉首面区、肾区各50～100次，力度适中。

3 分推攒竹

用双手拇指螺纹面分推攒竹，至两侧太阳穴30～50次。

4 推印堂

用双手拇指桡侧缘交替推印堂至囟会30～50次。

5 拿捏风池穴

拿捏风池穴10～20次。

6 棒揉内分泌穴（耳穴）

棒揉内分泌穴3分钟，频率为每分钟75次，力度柔和。

7 指振肾穴（耳穴）

指振肾穴1分钟，频率为每分钟180次，力度以轻柔为主。

专家点评

外眦角虹膜发生大面积充血现象，血管颜色加深，提示患者可能有盆腔炎。

外眦角毛细血管充满瘀斑，提示患者可能有盆腔炎。

贴心提示

注意饮食清淡，不要进食油腻难消化的食物；饮食应高营养、富含维生素，多食青菜、水果，多饮水，保持大便通畅；注意个人卫生及经期卫生；加强锻炼，增强体质，提高机体免疫力。

肾 虚 不 孕

　　凡育龄期的妇女，配偶生殖能力正常，婚后夫妇同居两年以上，未避孕而未怀孕；或曾有孕育，又间隔两年以上，未避孕而不再受孕者，均称为不孕。前者称为原发性不孕，古称"全不产""绝产""绝子"等；后者称为继发性不孕，古称"断续"。

 选用穴区

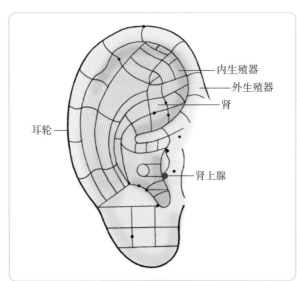

内生殖器
外生殖器
肾
耳轮
肾上腺

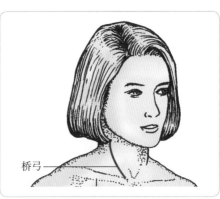

桥弓

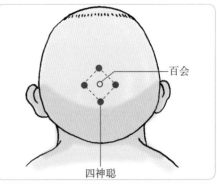

百会
四神聪

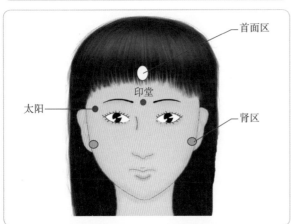

首面区
印堂
太阳
肾区

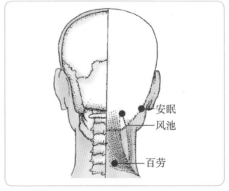

安眠
风池
百劳

按摩方法

1 揉按太阳穴

揉按太阳穴 30 ~ 50 次，顺时针旋转。

2 按揉百会、四神聪、安眠、印堂、百劳

按揉百会、四神聪、安眠、印堂、百劳各 5 ~ 100 次。

3 按揉首面区、肾区

按揉首面区、肾区各 50 ~ 100 次。

4 推印堂

用双手拇指桡侧缘交替推印堂至囟会 30 ~ 50 次。

5 按揉或拿捏风池穴

按揉或拿捏风池穴 10 ~ 20 次。

6 推桥弓

用拇指推桥弓，先左后右，每侧 10 次。

7 指揉内生殖器穴（耳穴）

指揉内生殖器穴 5 分钟，频率为每分钟 90 次，力以偏重为宜。

8 点按外生殖器穴（耳穴）

点按外生殖器穴 5 分钟，酌情用力，频率为每分钟 120 次，以局部微痛为度。

9 棒推肾、肾上腺（耳穴）

棒推肾、肾上腺各 3 分钟，频率每分钟 75 次，力度轻缓柔和。

10 捏揉耳轮部

捏揉耳轮部 5 分钟，频率每分钟 90 次，力度要轻柔。

专家点评

人中色泽偏暗而且枯槁，或是有明显的色素沉着，则为肾虚不孕的信号。

贴心提示

保持情志舒畅，肝气调达，使气血运行流畅，冲任盈溢有度，经调而易孕；体虚者，平时应当多注意营养，服用大枣、桂圆、瘦肉、猪肝等；注意劳逸结合，注意经期卫生；要节制房事，夫妻间须互相关怀体贴，或暂时分床睡，择氤氲之候合阴阳，以利成孕；戒烟酒。

儿科常见病症

咳 嗽

咳嗽是儿科常见病证之一，一年四季均可发生，尤以冬春两季多见。各年龄段小儿都可发病，而且以3岁以下的婴幼儿发病较多。

 选用穴区

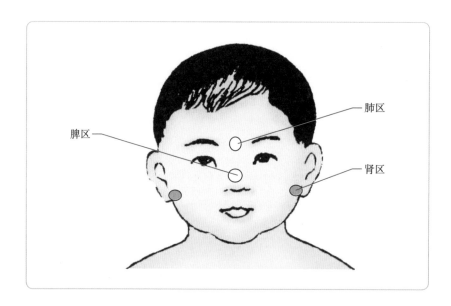

按摩方法

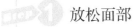 **放松面部**

在面部均匀涂抹按摩乳等介质，用拂法和拇指平推法使面部放松并产生温热感。

按揉肾区、脾区、肺区

按揉肾区、脾区、肺区各 100 ~ 150 次。

风寒咳嗽者，在以上按摩手法的基础上加揉迎香 50 次。

痰热咳嗽者，在以上按摩手法的基础上，用中指揉脾区 50 次，拂肺区、大肠区各 50 次。

肺虚久咳者，在以上按摩手法的基础上，适当增加按揉次数。

专家点评

小儿咳嗽可在面部肺区（眉头上部）观察到凹陷或突起，颜色晦暗、发青，或有斑，也可见痦子或发白。不同之处在于风寒咳嗽还可见鼻塞流清涕；风热咳嗽可见肺区有粉刺；痰热咳嗽可见发热，面赤唇红；痰湿咳嗽可见神疲困倦；阴虚燥咳可见两颧潮红；肺虚久咳可见咳嗽无力，气短懒言，语音低微。

贴心提示

1. 咳嗽期间注意饮食，忌冷酸辣食物，碳酸饮料；宜多喝水；饮食宜清淡为主。

2. 作息时间应规律，出外玩耍应注意增添衣物。

易　感

小儿易感是指由于儿童体弱而经常出现一系列感冒症状的总称，表现为十分容易因天气变化而出现感冒症状，且患病后长时间不愈。现代医学称为反复呼吸道感染。

 选用穴区

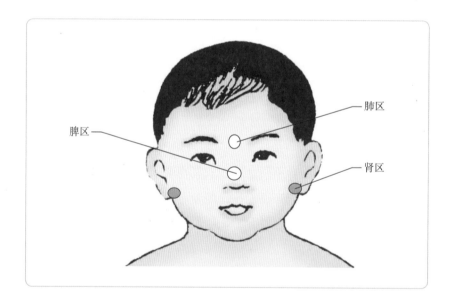

按摩方法

 放松面部

在面部均匀涂抹按摩乳等介质，用拂法和拇指平推法使面部放松并产生温热感。

 搓擦脾区、肺区、肾区

搓擦脾区、肺区、肾区各200次，力度适中，至有热感传导为宜。

肝郁犯肺者，在以上按摩手法的基础上，用拇指平推肝区150～200次。

 专家点评

小儿面部肺区可见有痣，额头中间比较凹，且颜色晦暗、发青或有斑，眉头上部有凸起，鼻头发黄或白。脾虚卫气不固，可见鼻头发红或酒渣鼻；脾虚运化不良，可见下唇深红，但红而晦暗无华；面部肝区兼见有青色者，为肝郁犯肺型易感。

 贴心提示

1. 多做户外活动，进行适当的体育锻炼。
2. 冬天防寒，治疗期间尤其要注意防寒保暖。

惊 风

  惊风是指发生于小儿的以抽搐伴神志昏迷为主要临床特征的病症，一年四季均可发生，多发于 5 岁以下儿童，年龄越小发病几率越高。惊风的病情多较严重，或来势很急、气血阴阳逆乱，或正气衰败，因此惊风对儿童健康危害极大，被古代医家列为儿科四大证之一。惊风可分为急惊风（起病急、病情暴、抽搐剧烈）和慢惊风（抽搐不剧烈）。

  注：按摩疗法主要适用于慢惊风患儿。急惊风患儿应及时送往医院处理。

 选用穴区

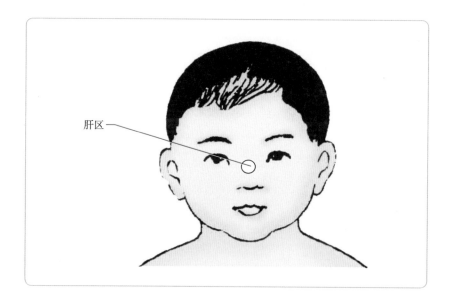

肝区

按摩方法

 专家点评

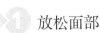1 放松面部

在面部均匀涂抹按摩乳等介质，用拂法和拇指平推法使面部放松并产生温热感。

2 刮擦肝区

刮擦面部肝区200次。

脾虚肝胜者，在以上按摩手法的基础上，指按脾区50～100次。

脾肾阳衰或阴虚风动者，在以上按摩手法的基础上，轻拂脾区、肾区各100～150次。

1 基本症状

患儿肝区（鼻梁处）高起、泛青，山根色青，唇口收缩变窄变小，不能开口。

2 急惊风

症见以鼻柱、眉间、口唇为主的面色发青。热盛惊风可见面红、高热、烦躁、昏迷，时有胡言乱语，发热渐盛时突发抽搐，唇燥裂；痰食惊风可见神情呆滞；神怯惊风可见神疲乏力、多汗、夜寐不安、面色苍白，时有乍青乍红，时作惊惕。

3 慢惊风

脾虚肝胜者可见神形疲惫，面色萎黄，嗜睡露睛，面部浮肿，偶发缓慢抽搐；脾肾阳衰者可见面色黄白或灰滞，神情萎顿或沉睡昏迷，额部出冷汗；阴虚风动者可见形体消瘦，面色苍白，偶尔泛起潮红，时有抽搐。

 贴心提示

1. 平时加强体育锻炼，提高抗病能力。

2. 避免时邪感染。注意饮食卫生，不吃腐败及变质食物。

3. 按时接种疫苗。

4. 有高热惊厥史患儿，在外感发热初起时，要及时降温，服用止痉药物。

5. 抽搐时，切勿用力强制，以免扭伤或骨折。

6. 保持安静，避免刺激，避免跌仆惊吓。密切注意病情变化。

哮 喘

哮喘是以发作性的哮鸣气促、呼气延长为特征的肺系疾病，其发作呼吸有声称"哮"，呼吸急促称"喘"，由于哮必兼喘，故通称哮喘。本病在四季均可发作，但在春秋两季发病率较高，常反复发作，每次多因气候骤变而诱发，也有不明诱因的，常以夜间和清晨发作。肺、脾、肾三脏不足，顽痰伏留，卫外不固，是本病发病的重要内在因素。除此之外，感受外邪、接触某些物质（如花粉、绒毛、烟尘等）、生冷酸咸吃得太多是引起此病的外因。

 选用穴区

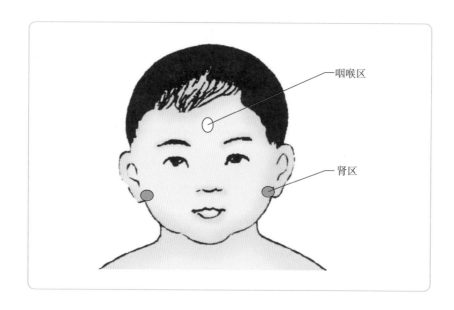

按摩方法

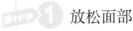 **放松面部**

在面部均匀涂抹按摩乳等介质，用拂法和拇指平推法使面部放松并产生温热感。

 点揉咽喉区、肾区

用中指点揉咽喉区、肾区各 100 ～ 150 次。

脾肺气虚者，在以上按摩手法的基础上，按揉鼻头 100 ～ 150 次，指按肺区 50 次。

 专家点评

本病分为急性发作期和慢性缓解期。急性期可见呼吸急促，呼气延长，哮鸣咳嗽，热证哮喘可见面红，痰黄；寒证哮喘可见面色带青而晦暗，痰清稀色白。慢性缓解期可见气短、乏力，吸气时鼻孔开大，呼气时鼻孔缩小。

脾肺气虚型哮喘还可见小儿面部肺区（额头中间）比较凹，且颜色晦暗、发青或有斑，眉头上部有凸起，鼻头发黄或白，鼻头发红或酒渣鼻；肾虚不纳型哮喘还可能在肾区发现痦子或痣。

 贴心提示

1. 多做户外活动，进行适当的体育锻炼。

2. 避免煤烟及尘埃的接触、吸入。

3. 发作时保持安静，换到空气新鲜和温度湿度适宜的环境休息。

4. 冬天防寒，治疗期间尤其要注意防寒，否则效果差，疗程会延长。

腹 泻

腹泻即大便稀，大便次数增多，多发于2岁以下婴幼儿，四季均可发生，夏季偏多。重型腹泻可伴高烧，精神萎靡，面色苍白，四肢发冷，应及时送至医院救治。

注：泄泻伤阴阳者应及时到医院就诊。

选用穴区

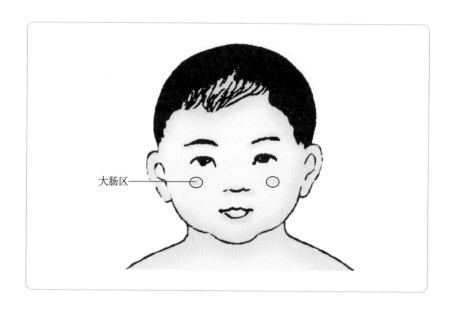

大肠区

按摩方法

 放松面部

在面部均匀涂抹按摩乳等介质，用拂法和拇指平推法使面部放松并产生温热感。

STEP 2 揉搓大肠区

揉搓大肠区150～200次，至有热传导为佳。

伤食泻、脾虚泻者，在以上按摩手法的基础上，用中指按揉脾区、胃区各100次。

脾肾阳虚泻者，在以上按摩手法的基础上，刮擦肾区150次。

湿热泻者，在以上按摩手法的基础上，用拇指推脾区、肝区、胆区各100次。

 专家点评

腹泻多由脾虚运化不良所致，可见下唇深红，但红而晦暗无华。

伤食泻：多因内伤乳食所致，还可见鼻头色黑，微浮而明，上唇红而鲜明泽如涂膏，下唇淡白微青。

风寒泻：兼见鼻塞，流清白涕，鼻翼灰青。

湿热泻：鼻头色黄或色青，有红色粟粒样突起，山根赤乌一团。

脾虚泻：面色萎黄，神疲消瘦，鼻子苍白，下唇深红。

脾肾阳虚泻：精神萎靡，面色苍白，多唾。

 贴心提示

1. 饮食应定时定量，不要暴饮暴食，食品应新鲜、清洁。

2. 少食肥甘滋腻不易消化的食品。

3. 小儿食欲不振应找出原因，不宜强迫进食。

4. 加强体质锻炼，增加户外活动和适当的体育活动；注意气候变化，及时增减衣物，避免腹部受凉。

5. 鼓励母乳喂养，尤其在生后数月内和生后第一个夏季应尽量用母乳喂养，避免夏季断奶。

呕 吐

呕吐是脾胃功能失调、升降失常，胃气上逆导致的胃内容物经口排出的症状，是儿科常见的一种病症。由于小儿脾胃功能发育不健全，感受外邪、内伤饮食、蛔虫侵扰等因素均可导致脾胃功能失调而引起呕吐。另小儿哺乳后，乳汁从口角流出，多因哺乳方法不当或哺乳太多、太快造成，并非病态。

 选用穴区

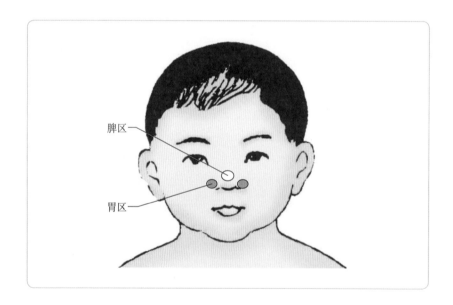

按摩方法

 放松面部

在面部均匀涂抹按摩乳等介质，用拂法和拇指平推法使面部放松并产生温热感。

 推脾区、胃区

用拇指推脾区、胃区各 100 ~ 180 次。

外感呕吐者，在以上按摩手法的基础上，用中指揉肺区 100 ~ 150 次。

 专家点评

呕吐多因胃部疾患导致，可见面部鼻子呈黑色。伤食呕吐可见呕吐未消化乳食，鼻头色黑，微浮而明，泽如涂膏。外感呕吐可见发病急骤，伴恶寒发热，肺区有凸起、变红或变白。胃热呕吐可见面赤唇红，面部胃区（鼻翼）发红，鼻头生疹，下唇焦而消渴饮水。胃寒呕吐可见面色㿠白，精神倦怠，面部胃区（鼻翼）灰青，两唇闭合缝处隐见烟熏色，内侧反淡白无华。

 贴心提示

1. 注意饮食，定时定量，食物要新鲜、清洁。
2. 不要吃太多生冷油腻的食物。
3. 增加的辅食要适合小儿消化能力，不可突然改变食物品种。
4. 呕吐时要让小儿头置侧卧位，避免呕吐物吸入食管。

厌 食 症

厌食是小儿长时间不想吃东西，厌恶进食的一种病症，在城市儿童中发病率高，尤其多见于 1 ～ 6 岁儿童。主要是因为饮食喂养不当，导致脾胃不和所致，病程一般较长，预后多属良好。但是，厌食时间过长，也会造成消瘦、气血不充。本病无明显季节特点，但是夏季常加重。

 选用穴区

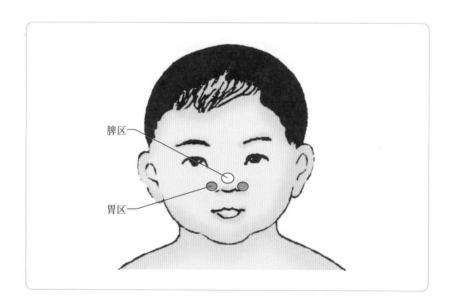

脾区

胃区

按摩方法

 放松面部

在面部均匀涂抹按摩乳等介质，用拂法和拇指平推法使面部放松并产生温热感。

 按揉脾区

用中指按揉脾区 100 次左右。

推胃区

用拇指推胃区 100 次左右。

皮肤干燥不润者，在以上按摩手法的基础上，揉肾区 50 次左右。

 专家点评

厌食多由脾失健运导致，可见面色无光泽，形体偏瘦，精神状态尚好，鼻头发黄或发白，鼻翼灰青，下唇深红，但红而晦暗无华。肾虚：皮肤干燥不润，肾区有红血丝或斑，唇燥裂。脾胃气虚：面色略显萎黄，形体瘦弱，精神不振，易出汗。

 贴心提示

1.注意精神调节，让小儿进食时保持良好情绪，不强迫小儿进食。

2.注意饮食的调节，及时纠正小儿偏食、吃零食、饮食无规律等坏习惯，添加辅食要适当。

3.注意疾病恢复期饮食的增加要逐渐进行，不滥用补品，经常调节饮食品种口味。

发 育 不 良

　　发育不良，指小儿生长发育较正常儿童迟缓，12个月仍头发稀疏、未见出牙，不能平稳站立，18个月尚不能行走，并见身材矮小。主要由于先天禀赋不足、后天调摄失养、肾脾不足所致。脾为后天之本，气血生化之源，因此，即使先天不理想，也可以通过后天的补养和调摄促进生长发育。

 选用穴区

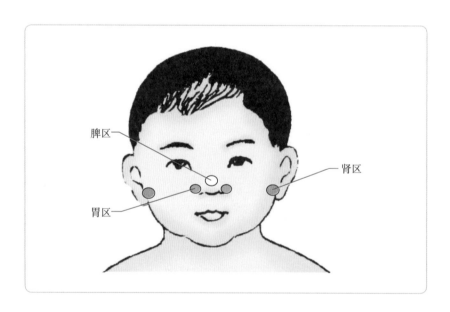

按摩方法

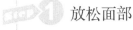 **放松面部**

在面部均匀涂抹按摩乳等介质，用拂法和拇指平推法使面部放松并产生温热感。

2 揉脾区、胃区、肾区

用中指揉脾区、胃区、肾区各 100 ～ 150 次。

 专家点评

面部脾胃区可见发黄、发白或灰青，或者肾区有红血丝。囟门关闭延迟，按之软陷，鼻头黄或苍白而无光泽，下唇深红，但红而晦暗无华。

贴心提示

1. 多进行适当的体育锻炼。
2. 不宜饮茶和碳酸饮料。
3. 食物不宜过咸过甜，少吃甜食。
4. 避免受到惊吓，心理压力过大。

佝 偻 病

　　佝偻病是婴儿时期常见的一种慢性营养缺乏症。根据病情发展阶段不同，分属于不同病症。如初期、极期以多汗为主症者，属于"汗证"；以形体消瘦、烦恼不安为主症者，属于"疳证"。恢复期、后遗症期，则以骨骼改变为主要表现。本病多发生于婴儿，尤以冬季和北方缺乏户外活动的小儿发病率更高。主要病因为先天不足，后天失养。如早期进行正确护养和治疗，均可治愈；若护理不当、营养失调，可留下骨骼畸形后遗症。

 选用穴区

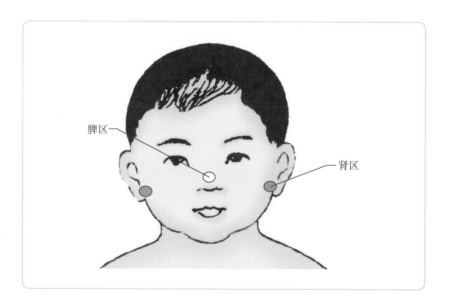

按摩方法

 放松面部

在面部均匀涂抹按摩乳等介质，用拂法和拇指平推法使面部放松并产生温热感。

 点揉肾区、脾区

点揉肾区、脾区各 50 ~ 100 次。

肺脾气虚者，在以上按摩手法的基础上，用拇指平推肺区 50 ~ 100 次。

肝肾阴虚者，在以上按摩手法的基础上，拂肝区、胆区各 100 ~ 150 次。

 专家点评

肺脾气虚型可见面部虚胖、肌肉松软，面㿠白少华、没精神，容易困倦，头颅骨软、囟门开大，小儿面部肺区可见有痣，额头中间比较凹，且颜色晦暗、发青或有斑，或眉头上部有凸起，鼻头发黄、发白或发红或有酒渣鼻。肾气亏损型可见面色苍白，表情淡漠，语言迟缓，出牙晚，肾区有痣或痦子。肝肾阴虚型可见面色潮红，肾区有斑或红血丝。

 贴心提示

1. 孕妇及乳母应经常到户外活动，多晒太阳。

2. 提倡母乳育儿，及时添加辅食，保证小儿对各种营养的需求。注意进食含丰富维生素 D、磷、钙和蛋白质的食品。

3. 早产儿应预防性应用维生素 D。

4. 小儿衣服应宽松，汗出沾湿后及时用热湿毛巾擦净身体，换上干衣服。

遗 尿 症

　　遗尿即尿床，是指 5 岁以上小儿睡眠中经常小便自遗、醒后方觉的一种病症。婴幼儿时期，尿床属于正常现象，较大儿童由于睡前多饮或疲劳酣睡，偶然发生尿床也不属于病态。5 岁以上小儿不能自主控制排尿，睡中经常遗尿，则属于遗尿症。遗尿长期不愈，会使患儿精神抑郁，影响身心健康。

 选用穴区

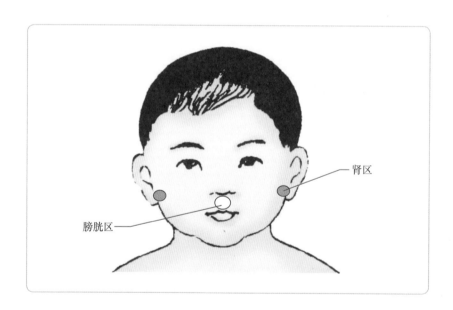

肾区

膀胱区

按摩方法

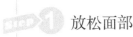 **放松面部**

在面部均匀涂抹按摩乳等介质，用拂法和拇指平推法使面部放松并产生温热感。

揉肾区、膀胱区

用中指揉肾区、膀胱区各 100 ～ 200 次。

脾肺气虚者，在以上按摩手法的基础上，点揉脾区、肺区各 50 ～ 100 次。

肝经湿热者，在以上按摩手法的基础上，拂肝区、胆区各 200 次左右。

 专家点评

遗尿可见膀胱区发乌、发暗，有痣或瘰子。肾阳不足型可见面色苍白，精神疲乏，没有力气，发育较差，肾区有红血丝、瘰子或痣。肺脾气虚：可见面色苍黄，神倦乏力，气短，不爱说话，肺区晦暗或凹陷，鼻头发黄或白无光泽，下唇深红，但红而晦暗无华。肝经湿热：可见性情急躁，肝区有疙瘩，鼻部色黄。

 贴心提示

1. 自幼儿期开始，培养按时排尿的良好习惯。

2. 白天小孩玩耍不宜太过疲劳，晚餐后少进水。

3. 对于遗尿患儿应耐心教育，不要打骂和羞辱，消除其紧张心理。

4. 注意观察和检查，是否有蛲虫病、尿路感染等疾病，如有这些疾病，应首先治疗。

蛔 虫 病

蛔虫病是由于蛔虫寄生于人体肠道引起的寄生虫病。本病是小儿最常见的肠道寄生虫病，各年龄小儿均可发病。由于蛔虫吸取人体大量营养，伤气耗血，同时扰乱脾胃功能，所以对儿童的健康成长有较大影响，应积极预防和治疗。

 选用穴区

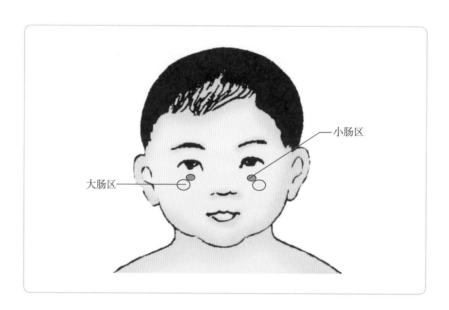

按摩方法

 放松面部

在面部均匀涂抹按摩乳等介质，用拂法和拇指平推法使面部放松并产生温热感。

 拂大肠区、小肠区

拂大肠区、小肠区各 100 ~ 150 次。

面色萎黄者，在以上按摩手法的基础上，用中指揉脾区、胃区100 ~ 150 次。

 专家点评

肠蛔虫证患儿精神萎靡、烦躁，睡眠不安，睡眠时磨牙、流口水，嗜食异物，下唇内面有微粒，呈半透明凸起。鼻孔外缘红，唇如胭脂红色，此为脏腑久受湿热，蕴郁不解，化生蛔虫；如兼紫色，乃寒热交杂之蛔虫症。

 贴心提示

1. 控制传染源，积极开展普查、普治，对感染者应积极驱虫。
2. 切断传播途径，加强卫生宣传，生食瓜果要洗净。
3. 养成小儿饭前便后洗手的习惯，不喝生水，常剪指甲，纠正吸吮手指的坏习惯。

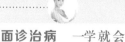

湿 疹

湿疹是一种常见的儿科过敏性炎症性皮肤病。其特点是皮损呈多形性,渗出倾向,对称分布,易于复发和慢性化。此病四季皆可发作,病程短者数天,病程长者可达多年。小儿湿疹大体分两种,一种是婴儿湿疹,多发于头面,轻者出现红斑、丘疹,重者出现水疱、糜烂、渗出、结痂,头皮则以痂为主,色黄,往往有渗液;另一种为异位性湿疹,多发于肢体屈侧和褶皱处,如颈侧、肘窝、腹股沟等出现红斑、糜烂、结痂。

 选用穴区

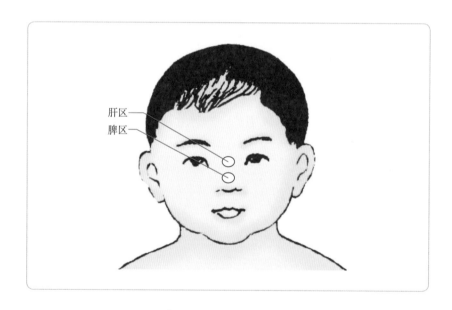

按摩方法

1 放松面部

在面部均匀涂抹按摩乳等介质，用拂法和拇指平推法使面部放松并产生温热感。

2 揉脾区

用中指揉脾区 100 ～ 200 次。

3 推肝区

用拇指平推肝区 150 次左右。

专家点评

湿疹病因比较复杂，中医认为儿童湿疹多因禀赋不耐所致。病初脾胃失健，湿邪内生，郁久化热，所以可见面部脾胃区发黄、发白或灰青，下唇深红，但红而晦暗无华。

贴心提示

1. 衣被要清洁、宽大、柔软，内衣不要用羊毛、化纤类制品。

2. 注意合理喂养，不宜过饱，限制糖类，不吃含盐过高及辛辣、鱼虾、牛羊肉等食物，保持大便通畅。牛奶等蛋白制品应煮沸较久，可减少致敏性。

3. 不要用过热的水和肥皂清洗局部，教育儿童勿抓患处，入睡时可带细软质料手套，避免抓伤。

4. 湿疹的痂屑用植物油擦拭清除，如果因磨蹭而流水时，可用 0.1% 雷佛奴尔或生理盐水湿敷，湿敷时将 4 ～ 8 层纱布浸过药水后稍拧一下，紧密地贴在患病的皮肤上，每 3 ～ 4 分钟换 1 次，每组 20 ～ 30 分钟，每天 4 组以上。

5. 湿疹未愈不要种痘，也不要与新种痘的人和患有单纯疱疹、带状疱疹的人接触。

面诊病象歌诀阐微

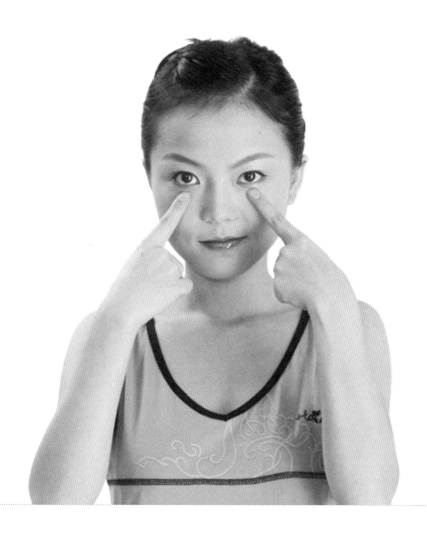

秘传面部疾病总诀

肾亏眼肚黑，肺热准头红，肝盛两眸赤，寒喘两颧乌。

白话解：肾虚时可见下眼睑部位发黑色，肺热常见鼻准头发红，肝火旺盛时两眼常常红赤，两颧发黑色多见于寒性的喘咳。

多风蓝眼白，痰湿眼中黄，多痰眼肚肿，寒胃口唇青。

白话解：体内风盛时眼白较之前发蓝，体内有痰湿则双目发黄，痰多时下眼睑肿胀，胃寒时可见口唇青紫。

肾绝耳黑槁，湿盛面皮黄，肝热皮毛燥，脾热眼颧红。

白话解：肾精将绝时可见耳焦黑干枯，湿气壅盛时常见面色黄，肝经湿热时可见皮肤、毛发干燥，而脾热时会出现眼睑及颧骨发红。

气虚面浮肿，多汗面唇青，痛病眉心皱，火燥额堂乌。

白话解：气虚时面部常见浮肿；多汗时面色及唇色发青；当有疼痛病症时，眉心处会出现褶皱；体内火盛燥热时，额头及印堂色泽暗淡。

额焦宜补水，唇白勿尝寒，颧赤清肝肺，肥盛痰要除。

白话解：额色焦黑时应补充水分，唇色白者应忌食冷的食物，颧部赤红者宜清肝肺之火，肥胖者应除痰湿。

泄泻面黄白，腹痛白面唇，面黑蓝防泄，眼圆突防狂。

白话解：腹泻严重则面色黄白相兼，腹部疼痛时可见面色唇色发白，当面色黑青时要注意防止泄泻，眼圆且外凸要注意防止发狂。

似鹤成痨症，如紫定骨蒸，鬼惊面蓝黑，绝胃口门青。

白话解：眼似鹤眼时要注意防止发展成痨症，如果眼圈发紫可认定此人有骨蒸发热的症状，如受到严重惊吓则面色呈青黑色，胃气将绝时口唇四边发青。

服毒白人口，发红下血症，面黄如染纸，肠风及血崩。

白话解：食入毒药则唇色发白，唇色发红常见于肠热泻下脓血，兼有面色发黄好像纸染色者可见便血及血崩。

眼沉成眼病，鼻丑腰不宁，怪部黑忧症，斑缠亦同评。

白话解：眼皮沉重的人易生眼疾，鼻形不美观的人腰部多有疾患，某些特殊部位发黑色者往往会有令人担忧的特殊病症，某些地方长斑反复难愈同样令人忧心。

悬针灵锁印，中焦病必成，鼻上成三折，手足断宜惊。

白话解：在眉间印堂处见悬针纹，中焦一定已经染上疾病，鼻柱线可明显看到分成三折，此人手足一定容易因受惊而抽搐。

痰盛面光亮，气紧腰痹防，鼻耳暗将亡，诸病宜查此，临症不张忙。

白话解：体内痰湿壅盛者面色常光亮如镜，感觉气不够用时要注意提防腰部痹痛，如果鼻塞以及耳色晦暗则代表此人精气离散即将死亡。大多数病症都可以从这首歌诀中查找，这样我们面对病症的时候就不会慌张。

面诊口诀

凡看病，望为先。精气神，最重要。脏腑位，要牢记。多重影，应分清。

白话解： 中医诊病的第一步就是"望诊"，而望诊中最应当重视的就是人的精气神。脏腑的位置应当牢记。出现眼前重影、视力模糊，这可能是肝脏出现了病变，应当辨清具体原因。

病多端，起气血。面色青，主寒痛。面色泽，气血充。面色赤，定有火。

白话解： 疾病发生的原因有很多种，大多数都起于气血的变化。一个人的面色若异常发青，可能是由于体内有寒，且多伴有疼痛。面色有光泽，提示气血充盛。面色异常发红，多反映体内有火。

赤如妆，乃虚火。面色黑，肝肾见。面㿠白，主虚寒。白无华，是血虚。

白话解： 若面色泛红如妆，则提示为虚火上炎。黑色内应于肾，为足少阴肾经的本色，面色异常发黑多见于肝肾疾病。面色㿠白多由阳气不足、虚寒内生引起。面色白而无光泽是血虚的表现。

面黄泽，为湿热。面黄暗，病肝肾。额头亮，精神爽。额头暗，有灾殃。

白话解： 面色异常发黄而有光泽，多由湿热引起。面色异常发黄而无光泽，多由肝肾疾病引起。额头有光泽的人多精神饱满。额头无光泽多说明近期身体状况不佳。

眼有神，无大病。眼无神，精气虚。眼色红，内有火。眼白黄，病肝胆。

白话解： 健康人的双目炯炯有神，精彩内含。若双眼晦暗无神，则是精气虚损的象征。健康人睑内血络淡红，白睛表层光泽而见透明，并有少许血络分布，里层则色白而坚韧，若出现眼发红，多表明体内有火。白睛色黄，多见于肝胆疾患。

虹膜缺，主脑病。胃环大，有中毒。黑纵线，是炎症。黑凹陷，伤器质。

白话解： 虹膜先天缺陷，多反映脑部与智力缺陷，若后天退化或萎缩，多反映脑部问题。当胃环（瞳孔与虹膜交接处）异常增大，则说明可能出现了食物中毒或者其他方面的中毒。虹膜上有纵向的黑线，是眼部有炎症的表现。虹膜上若出现黑色的凹陷，则可能是眼部器质性病变造成的。

皮炎痒，虹周灰。血管硬，白圆环。虹膜诊，学问大。同心圆，是关键。

白话解： 皮肤有炎症且发痒的患者，虹膜周围多会出现发灰的情况。血管硬化者，虹膜周围多会出现白色的圆环。虹膜诊断学问很大。分清楚眼睛内近似同心圆的五个圆环十分关键（眼睛又可再分为上下眼睑、内外目眦、白睛、黑睛、瞳孔五个圆环，简称五轮，分别和脾、心、肺、肝、肾五脏相关联）。

多节段，排成环。环环扣，象全身。眼为鱼，贵明亮。鼻光泽，无大病。

白话解： 眼睛内包含的五个环也互相关联，全身的变化基本都可以反映在其中。健康人的眼睛应当像鱼的眼睛一样，晶莹剔透。健康人的鼻子，鼻头红黄隐隐，或者红白隐隐，明亮润泽含蓄。

鼻色青，主寒伤。鼻色白，主伤血。鼻土偶，胃气绝。鼻不正，病不轻。

白话解： 鼻头异常发青，多见于寒证以及痛证。鼻头异常发白，则多为气血两虚。鼻头黄且晦暗枯槁，多提示病情严重，预后凶险。若突然感觉鼻子歪了，多为中风偏瘫的预兆，病情不轻。

鼻有痣，病陷危。人中明，无大病。泪堂下，宜饱满。青黑干，主肾虚。

白话解： 若鼻子上莫名长出痣，可能是疾病恶化到中晚期才会出现的症状。人中清晰可见的人多无大病。泪堂位（眼睛下面的半圆形，眼袋的位置）须要丰满，不宜空陷。人中沟处呈现青黑色并且干燥失去濡养，多为肾虚的表现。

夜不寐，多伤神。沟平坦，性无力。人中疔，主胃火。人中歪，命不长。

白话解： 夜晚睡眠不好甚至不睡，多会伤神。人中沟平坦，沟缘不显露，多说明此人的生殖能力存在一些问题。人中的位置长疔是胃火大的表现。人中沟道或者一侧沟缘向左或向右偏斜（除先天性、损伤性及神经性鼻唇沟变形外）可提示病情严重，应予以重视。

唇淡红，无大病。唇色白，主伤血。唇青紫，寒痛瘀。面光亮，为水积。

白话解： 健康人唇色淡红润泽。唇色白主虚证，多为血虚，临床大出血或慢性出血等一切失血都可能引起。青紫唇多见于寒证、痛证和瘀血。面部发光透亮，若按压不能立即恢复，多为水湿内停的标志。

面黄黑，脂肪肝。耳面焦，防癌症。面清瘦，宜小心。如无病，必长肉。

白话解： 面部异常黄黑的人可能患有脂肪肝。若耳朵和面部皮肤焦干失去濡养，要予以重视，可能是癌症的征兆。身体上形成脂肪堆积，脸部却瘦削的人应当注意自己的身体，可能患有某种慢性疾病。若无病，体重会随食量增加而上升。

十步外，眉目清。无重病，必长寿。部位明，五色清。知色克，可万全。

白话解： 健康人从远处看，应当是眉目清晰。没有重病，必然长寿。五官位置清楚，脸部色泽正常。了解面部不同颜色提示的不同疾病，对于疾病的诊断很有帮助。